中医药类课程思政教学案例丛书

中医诊断学

主编　车志英　崔利宏

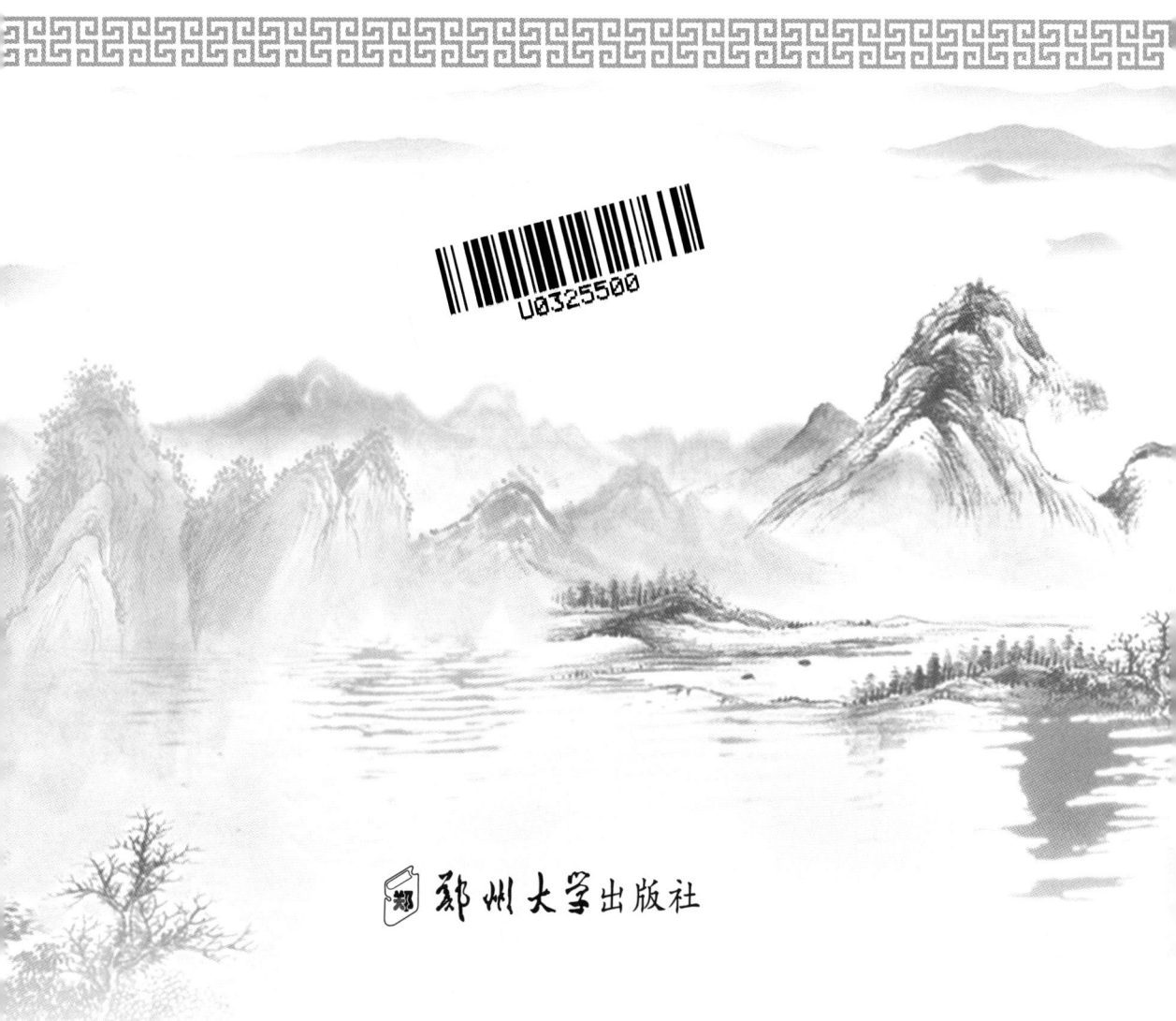

郑州大学出版社

图书在版编目(CIP)数据

中医诊断学／车志英，崔利宏主编. -- 郑州：郑
州大学出版社，2025.1. --（中医药类课程思政教学案
例丛书）. -- ISBN 978-7-5773-0754-1

Ⅰ. R241

中国国家版本馆 CIP 数据核字第 2024PY0767 号

中医诊断学

ZHONGYI ZHENDUANXUE

项目负责人	孙保营　杨雪冰	封面设计	苏永生
策划编辑	陈文静	版式设计	苏永生
责任编辑	陈文静	责任监制	朱亚君
责任校对	赵佳雪　丁晓雯		

出版发行	郑州大学出版社	地　址	郑州市大学路40号(450052)
出版人	卢纪富	网　址	http://www.zzup.cn
经　销	全国新华书店	发行电话	0371-66966070
印　刷	辉县市伟业印务有限公司		
开　本	787 mm×1 092 mm　1／16		
印　张	8	字　数	192 千字
版　次	2025 年 1 月第 1 版	印　次	2025 年 1 月第 1 次印刷

书　号	ISBN 978-7-5773-0754-1	定　价	29.00 元

主编简介

车志英，现任河南中医药大学中医学院副院长，教授，医学博士后，河南中医药大学博士生导师。河南省教学标兵，河南中医药大学首届"仲景教学名师"。国家级名老中医王国斌工作室负责人，卫生健康技术推广传承应用项目传承人。河南省中医药（中西医结合）学会诊断学分会主任委员，中华中医药学会中医诊断学分会常务委员，中国抗癌协会中西医整合乳腺癌专业委员会常务委员等。参加医教研工作30余年，主讲研究生、本科生专业课程《中医诊断学》《中医诊断学实训》《跟全国名老中医学辨证》等。主持国家中医药管理局建设项目1项，河南省重点研发专项1项，主持省级教学课题6项。获计算机软件著作权2项，河南省科学技术进步二等奖2项，河南省中医药科技成果二等奖2项，河南省教学成果奖5项。发表学术论文80余篇，参编论著20余部。

崔利宏，副教授，医学博士，中国中医药研究促进会疑难杂症分会常务委员，河南省中医药（中西医结合）学会诊断学分会常务委员。主讲《中医诊断学》《中医诊断学实训》《中医学基础》等本科生专业课程。发表学术论文30余篇，参编论著10余部。

编审委员会

作者名单

主　　编　车志英　崔利宏

副 主 编　程　凯　张良芝　樊尊峰　王常海

编　　委　(以姓氏笔画为序)

　　　　　王常海(河南中医药大学)

　　　　　车志英(河南中医药大学)

　　　　　轩玉荣(河南中医药大学)

　　　　　何　磊(河南中医药大学)

　　　　　张良芝(河南中医药大学)

　　　　　姚　涛(河南中医药大学)

　　　　　崔利宏(河南中医药大学)

　　　　　程　凯(河南中医药大学)

　　　　　谢文英(河南中医药大学)

　　　　　樊尊峰(河南中医药大学)

总 序

党的十八大以来,习近平总书记先后主持召开全国高校思想政治工作会议、全国教育大会、学校思想政治理论课教师座谈会等重要会议,作出一系列重要指示,强调要加强高校思想政治教育。2020年5月,教育部印发了《高等学校课程思政建设指导纲要》,指出"深入挖掘课程思政元素,有机融入课程教学,达到润物无声的育人效果"。"必须抓好课程思政建设,解决好专业教育和思政教育'两张皮'问题。"由此开启了高校课程思政教学改革的新局面。为全面推进课程思政建设,制定了《河南中医药大学全面推进课程思政建设工作方案》,并推出了多项课程思政教学改革举措,教师开展课程思政建设的意识和能力得到提升,但仍存在专业教育与思政教育融入难的问题,为此,河南中医药大学组织编写了本套"中医药类课程思政教学案例丛书(第一批)",以期符合提高人才培养质量的需要。

本套案例丛书由《中医基础理论》《中医诊断学》《内经选读》《温病学》《中药炮制学》《药用植物学》《中药鉴定学》《中医外科学》《中医儿科学》《中医内科学》《中医骨伤科学》《各家针灸学说》12门中医药课程组成,每门课程按照导论、课程思政教学案例及附录等板块编写。其中导论由课程简介、思政元素解读、课程思政矩阵图等内容组成;课程思政教学案例由教学目标、相关知识板块的思政元素分析、教学案例等内容组成;附录由课程思政教学改革经验做法、相关研究成果等内容组成。"中医药类课程思政教学案例丛书(第一批)"教材建设,坚持目标导向、问题导向、效果导向,立足于解决培养什么人、怎样培养人、为谁培养人这一根本问题,构建全员全程全方位育人大格局,既形成"惊涛拍岸"的声势,也产生"润物无声"的效果,本套案例丛书反映了河南中医药大学对课程思政教学改革的认识、实践与思考,并力争突出以下特色:

1. 坚持立德树人,提高培养质量

以习近平新时代中国特色社会主义思想为指导,落实立德树人根本任务,思想政治教育贯穿本套案例丛书,以实现知识传授、能力培养与价值引领的有机统一,着力培养具有理想信念、责任担当、创新精神、扎实学识、实践能力且身心健康的高素质人才。

2. 锐意改革创新，紧贴课堂需要

相较于案例和思政反映点模式，本套案例丛书从全局视角深入挖掘中医药专业知识蕴含的思政元素，并构建课程思政矩阵图，通过一级维度和二级指标充分结合，梳理专业知识、思政元素和教学案例之间的逻辑关系，增强课堂教学育人效果，逐步解决课程思政过程中存在"表面化""硬融入""两张皮"现象。

3. 强化精品意识，建设标杆教材

由学校主管领导、权威专家等组成中医药类课程思政教学案例丛书编审委员会，要求全体编委会成员提高政治站位，深刻理解开展课程思政的重大意义，从"为党育人、为国育才"的高度实施课程思政，强化责任担当，编写标杆教材。为保证编写质量，学校吸纳校内外教学经验丰富、理论扎实、治学严谨、作风优良的一线专业课教师与思政课教师组成编写委员会。

本套案例丛书是河南中医药大学课程思政工作体系的重要组成部分，希望通过分享经验和做法能为大家提供借鉴，努力开创课程思政育人新局面。课程思政不仅是教师职责所在，更关系到国家的长治久安，任重而道远，编审委员会期待与全体教师并肩前行，为培养合格的中医药人才尽一份力。

在此感谢一线教师在课堂教学过程中对"课程思政"的探索与创新，感谢学校领导、编委会成员、出版社在书稿编写过程中给予的大力支持与配合。由于创新较难、经验不足、可借鉴的研究成果不多等原因，本套教材难免有不足之处，还需要在教学实践中不断总结与提高，敬请同行专家提出宝贵经验，以便再版时修订提高。

编审委员会

2024 年 10 月

前 言

教育的根本任务在于立德树人，课程思政是高校"三全育人"的必由之路，将思想政治教育全方位融入课程教育的各个环节，深挖专业课程中的思政因素，使两者相互渗透，相互启发，使学生在不知不觉中接受思政教育，达到"润物细无声"的效果，从而构建课程育人新模式。

中医诊断学是在中医学理论指导下，研究诊法、诊病、辨证的基本理论、基本知识和基本技能的一门学科，是基础理论与临床各科之间的桥梁。本教材主要包括8个章节，包括了绪论、望诊、闻诊、问诊、切诊、八纲辨证、病性辨证、病位辨证。目的是使学习者熟悉中医诊断学的含义与内容，症、证、病等概念及其相互关系，中医诊断的原理和原则；掌握望、闻、问、切四诊的基本技能和知识，八纲、病性、病位等辨证的基本内容及辨证统一体系等。

本教材的特色之处在于将"立德树人"贯穿在整本书中，优秀课程思政教学案例的展示能够为更多课程的教育教学改革提供新思路、新途径和新方法。将思想政治教育与新型教学模式有机融合，充分体现了课程育人新模式是提升课程育人效果的重要途径。中医药文化作为中华优秀传统文化的主要载体，将中华优秀传统文化融入中医诊断学教学，不仅可以传承和弘扬优秀传统文化，还可以促进人文教育与专业教育有机融合，对于学生坚定学习态度、注重文化熏陶、根植文化自信、培养爱国情怀等是不可或缺的重要内容。本教材既适合学生学习亦可作为教师的教学材料之一。

本教材编写分工如下：导论由崔利宏编写；第一章绪论由谢文英编写；第二章望诊由樊尊峰编写；第三章闻诊由王常海编写；第四章问诊由程凯编写；第五章切诊由张良芝编写；第六章八纲辨证由姚涛编写；第七章病性辨证由何磊编写；第八章病位辨证由崔利宏、车志英编写。轩玉荣负责统稿把关整体思政内容；车志英、崔利宏负责规划和终审工作。

本教材凝聚了河南中医药大学中医学院(仲景学院)"中医诊断学教研室教学团队"联合马克思主义学院教师的集体智慧,感谢河南中医药大学教务处的大力支持!

由于编者水平所限,虽然尽心尽力,却不能尽善尽美,若有疏漏之处,敬请各位专家同道和广大师生提出宝贵意见,以便我们进一步改进和完善。

车志英　崔利宏

2024 年 6 月

目 录

导 论

一、课程简介

中医诊断学是中医学专业的基础课、必修课,是研究诊法、诊病、辨证的基础理论、基本知识和基本技能的一门学科。主要内容有望诊、闻诊、问诊、切诊四种诊法和八纲、病性、病位等辨证方法,四诊为辨证提供了丰富的病情资料,而辨证则是对这些病情资料进行综合分析的过程。中医诊断学是中医学专业课程体系中的主干课程,是基础与临床各科之间的桥梁。前期课程通常有中医基础理论、中药学等基础课,为中医诊断学的学习提供必要的中医理论和中药基础。后续的课程有方剂学、中医内科学、中医外科学、中医妇科学、中医儿科学等临床课程,中医诊断学为其奠定必备的临床基础和基本技能。

通过学习中医诊断学,学习者能熟悉中医诊断学的含义与内容,症、证、病等概念及其相互关系,中医诊断的原理和原则;掌握望、闻、问、切四诊的基本技能和知识,八纲、病性、病位等辨证的基本内容及辨证统一体系;熟悉中医诊断思维与方法,四诊信息的采集与分析、主症诊断的思路、辨证诊断的思路、疾病诊断的思路,病历书写的内容、格式和要求等。本教材参考中国中医药出版社 2021 年出版的全国中医药行业高等教育"十四五"规划教材《中医诊断学》第 5 版,主编为李灿东、方朝义。

二、思政元素解读

(一)四个自信

"四个自信"是习近平新时代中国特色社会主义思想的重要内容,即道路自信、理论自信、制度自信、文化自信。将"四个自信"与中医诊断学相结合,有助于引导学生树立科学的世界观和价值观,认识到中医诊断学的客观性和科学性,从而更好地理解和应用中医诊断方法,推动中医诊断学的创新发展。

1.道路自信　中医诊断学有着悠久的历史和独特的理论体系,作为中国传统医学的重要组成部分,其发展方向和未来命运始终与中国社会和历史的发展紧密相连。结合问诊问寒热的内容,通过《新型冠状病毒感染诊疗方案(试行第十版)》中各个时期证型中的寒热表现,说明问寒热对于辨证的重要性,学生能意识到中医药在治疗急性病和外感热病中的特色与优势,增强了学生的中医道路自信,不断推动中医药事业的发展和创新。

2. 理论自信　中医诊断学基于对人体生理、病理现象的观察和研究,形成了独具特色的理论体系,强调整体观念和辨证论治的思想,对于指导临床诊断和治疗具有重要意义。结合明清时期医家的介绍,讲授数千年来中医药在防治瘟疫方面的临床经验,无论是汉代的伤寒,还是明清时期的温病,以及当代的严重急性呼吸综合征(非典)、新冠疫情等,中医药都发挥了重要作用,展现出良好的临床疗效,是中医药传承创新的生动实践。增强了学生的专业自信、理论自信。

3. 制度自信　结合闻诊"金实不鸣"和"金破不鸣"知识点,讲解"金实不鸣"为正气不足导致不足以抵抗外邪而致病,"金破不鸣"因内部虚损而导致音哑与失音,"正气存内,邪不可干"。与国家产生内忧外患之理同,党领导人民建立和完善了中国特色社会主义制度,今天我们来之不易的国泰民安,人民生活的蒸蒸日上,国家影响力、话语权的显著提升,离不开对中国特色社会主义制度的坚持,使学生树立制度自信。并讲授疫情时方舱医院、火神山医院的建设速度,以及疫情时期医护人员一呼百应,召之即来,充分展现了社会主义制度的优越性。

4. 文化自信　中医诊断学承载着中华优秀传统文化和中医思想的精髓,具有深厚的文化底蕴和独特的艺术魅力。绪论中提到,《周礼》对医师有着非常专业的分类,对医师和巫师也有着明确的职责划分,让学生认识到中医发展的前瞻性和科学性,增强学生的文化自信心。通过讲授同学们熟知的古代名医及现代名医名家运用脉诊精准诊断疾病案例的,学生认识到了中国古代传统文化的灿烂和辉煌,增加了民族自豪感和中医文化自信心。

总之,"四个自信"为中医诊断学课程提供了重要的哲学指导和行动纲领。通过课堂加强思想政治建设和实践探索,学生坚定了"四个自信",推动了中医的健康发展和社会应用。

(二)马克思主义哲学观

马克思主义哲学观有助于培养具备马克思主义哲学素养的中医人才,为中医教育提供了深刻的哲学指导。

1. 世界观　世界观是人们对整个世界的总的看法和根本观点。马克思主义哲学观认为世界是物质的,物质决定意识。中医诊断学作为一门医学科学,其理论基础和实践方法都是建立在物质世界的基础之上的。讲授中医诊断原则时结合世界观,人体先天禀赋不同、男女有别、老幼有异,如小儿脉多疾,疾脉对于小儿而言或许为正常脉象,说明我们认识事物时,以常衡变,但常不是绝对的,故而不能仅仅依靠脉象判断其症候,而应结合其他三诊结果共同判断。有助于引导学生树立科学的世界观,认识到中医诊断学的客观性和科学性,从而更好地理解和应用中医认识事物的方法。

2. 人生观　人生观是人们对于人生的根本看法和态度。中医诊断学作为一门关注人体健康和疾病的学科,其目标是通过诊疗帮助人们恢复健康,提高生活质量。讲授绪论学习中医诊断学的方法时结合国医大师张磊的寄语:"欲作名医,先做明医。"引导学生树立正确的人生观,将个人的发展与社会进步相结合,为社会健康事业做出贡献。

3. 价值观　价值观是人们对于事物价值的看法和评价标准。马克思主义哲学观认为价值是客观存在的,是人们在社会实践中形成的。讲授问诊实训课时,进行"大医精诚"思想的渗透,教育学生"博极医源,精勤不倦",立志"普救含灵之苦",使学生深刻理解"夫医者,非仁爱之士不可托也,非聪明理达不可任也,非廉洁淳良不可信也",有助于引导学生树立正确的学习态度和价值观。

4. 矛盾观　矛盾观是马克思主义哲学的基本观点之一,认为事物内部和事物之间都存在着矛盾,矛盾是事物发展的动力。疾病内部也存在矛盾,讲解八纲辨证证候真假的内容时,告诉学生应当透过现象看本质,善于抓住事物的主要矛盾和规律,引导学生将这种方法论灵活运用到学习和生活当中,有助于培养学生的辩证思维能力,为分析问题、解决问题提供一种行之有效的方法。

5. 发展观　发展观是马克思主义哲学关于事物发展的基本观点,认为事物是不断运动变化发展的。中医诊断学同样处于不断发展中,随着医学科技的进步和临床实践经验的积累,中医诊断方法和技术也在不断更新和完善。通过与学生互动引导学生归纳概括绪论中中医诊断学的历史发展脉络,即奠基于《内经》时期、发展于汉唐宋金元时期、成形于明清时期、飞跃于近现代。引导学生认识到中医诊断学的发展性,鼓励他们积极学习、掌握和创新中医的诊断技术,推动中医诊断学的不断进步和发展。

6. 实践观　实践观是马克思主义哲学关于实践的基本观点,认为实践是认识的来源和发展的动力。中医诊断学是理论与临床的桥梁,是一门实践性很强的学科,讲授绪论中医诊断学的学习方法时,结合赵括"纸上谈兵"的故事引出实践的重要性。"熟读王叔和,不如临证多"鼓励学生积极参与临床实践,通过实践来提升自己的诊断能力和水平。

7. 全局观　全局观是马克思主义哲学关于整体和局部关系的观点,强调在处理问题时要考虑到整体利益和长远利益。在讲授闻诊中咳嗽时,结合《素问·咳论》:"五脏六腑皆令人咳,非独肺也。"引导学生要具有全局观,更加全面地认识疾病发生发展及相关症状。

8. 辩证法　辩证法认为事物的量变积累到一定程度会引起质变。在疾病的发展和转变过程中,初期往往症状轻微,但随着病情的发展,症状逐渐加重,甚至出现新的病理变化。中医诊断需要密切关注病情的量变过程,及时识别并处理可能出现的质变,以防止疾病的恶化。讲授病位辨证肾虚水泛证时,引导学生透过现象看本质,分析肾阳亏虚由量变到质变的过程,说明疾病也是在动态变化的,要掌握疾病的发展过程,也要抓住疾病当前的主要矛盾。培养学生的辩证法思想,提高临床辩证思维能力。

总之,马克思主义哲学观,有助于培养学生的哲学素养和思辨能力,还能推动中医诊断学的科学发展和实践应用。

(三)人文关怀

人文关怀是临床实践过程中不可或缺的元素,也是医者一种情怀与职业素养。培养学生具备人文关怀的精神,提升医疗服务质量,促进医患关系的和谐发展。

1. 尊重　尊重是人文关怀的核心,在四诊临床实践课中,引导学生树立人文关怀的意识,尊重生命,尊重患者的自主权,耐心倾听患者的诉求和意见,尊重患者的选择。从而使学生建立和谐的医患关系,增强患者对学生的信任感。

2. 关爱 关爱是中医医生的职业道德之一,体现在对患者的关心和照顾上。四诊临床实践授课时,启发学生除了有精湛的医术,还要有富有温度的关爱。医生是在观察,而患者是在体验。中医诊断学强调望、闻、问、切四诊合参,需要医生用心去观察、感受患者的病情变化。结合"常常去帮助,总是去安慰,有时去治愈"引导学生应表现出对患者的关心和爱护,用温暖的语言和亲切的态度安慰患者,缓解他们的焦虑和恐惧。通过教授学生关爱患者,可以增强患者对学生的信任感和满意度,提高医疗效果。

3. 包容 包容是中医医生应具备的品质,体现在对不同患者、不同病情和不同治疗方法的包容态度上。在四诊临床实践课中,引导学生需要具备开放的心态和包容的精神。在面对不同患者和病情时,应尊重患者的文化背景和信仰习惯,理解他们的需求和期望。培养学生对患者的包容之心,同时在学习、生活中提高包容度,构建良好的心态和人际关系。

4. 信任 信任是医患关系的基础,在四诊临床实践课中,引导学生应坦诚地与患者沟通,解释诊断结果和治疗方案,让患者了解自己的病情和治疗进展。同时,医生还应积极履行自己的职责和义务,以专业的技能和负责的态度赢得患者的信任。要有仁心仁术,疗效也是信任的基础,激发学生的学习热情,提高临床技能。

5. 关注 关注是中医医生对患者病情的持续关注和跟踪。在临证时,要动态观察和调整治疗方案,需要医生对患者的病情变化保持敏锐的洞察力。临证时,引导学生应密切关注患者的病情变化,及时调整治疗方案和用药剂量。同时关注患者的心理和社会需求,提供全方位的医疗服务。提高学生对患者关注度,提升学生和患者关系的和谐发展。

为了实现这些人文关怀理念与中医诊断学的思政融合,可以采取以下措施:一是加强医学生的思政教育,培养他们的人文素养和职业道德;二是加强医患沟通培训,提高医生的沟通能力和服务意识;三是建立健全的医疗质量管理制度,确保医疗服务的规范化和专业化;四是加强医德医风建设,营造尊重、关爱、包容、信任、关注的医疗氛围。

综上所述,授课中通过人文关怀的融入,可以培养学生具备人文关怀精神,为学生以后上临床打下医患和谐相处的基础,促进医患关系的和谐发展。

(四)科学精神

科学精神为中医教育赋予了更为深刻的内涵,旨在培养具备现代科学思维的中医人才。

1. 实事求是 实事求是是科学精神的核心,要求我们在研究和实践中坚持真实、客观的态度。在讲授问诊问睡眠时,结合科学家发现"生物钟"获得了诺贝尔奖的事例,鼓励学生要有发现和解决新的科学问题的求实精神。并让学生养成好的作息习惯,提高睡眠质量,拥有健康体魄。

2. 实践精神 实践精神是科学发展的动力。中医诊断学作为一门实践性很强的学科,更需要强调实践精神的培养。通过实践教学、临床实习等方式,让学生亲身体验中医诊断的过程,了解诊断方法的运用和技巧,提高他们的实践能力。同时,鼓励学生积极参与科研项目和临床实践,不断探索和创新,推动中医诊断学的不断发展。

3. 创新精神 创新精神是科学精神的重要组成部分,鼓励我们在继承传统的基础上不断寻求新的突破和发展。在讲授切诊寸口诊法时,结合"生物全息"思想,激发学生的创新思维和创新能力,推动中医诊断学的现代化和科学化。

4.理性精神　理性精神是科学精神的基础,要求我们在面对问题时保持冷静、客观的态度,用理性的思维去分析和解决问题。讲授病位辨证时,引导学生在面对复杂的病情时能够保持清醒的头脑,用科学的方法去分析和解决问题。从而培养学生的逻辑思维能力。

5.批判精神　批判精神是科学进步的保障,鼓励我们敢于质疑、敢于挑战现有的理论和观点,从而推动科学的不断发展。讲授病位辨证时引导学生对中医诊断学的传统理论和方法进行批判性思考,发现其中的不足和局限性,并提出改进和创新的建议,提高学生的思辨能力。

总之,将科学精神的培养融入中医诊断学的教学中,鼓励学生多实践和创新,激励学生积极参与科学研究和实践活动,培养他们的科学精神和创新能力。

(五)中医思维

中医思维旨在培养学生的综合素质和中医临床能力,不仅有助于深化学生对中医理论的理解,还能提升他们的临床思辨能力和人文素养。

1.中和思维　中和思维强调平衡和谐,注重调整阴阳、气血、脏腑等之间的平衡关系。在中医诊断学中,中和思维体现在根据患者的具体病情,调和各种治疗方法,以达到平衡治疗的效果。讲授绪论"以常衡变"时融入中和思维,辨别出异常变化的"有余""不足",引导学生理解中和思维在中医临床中的重要意义,培养他们的平衡观念和调和能力。

2.整体思维　整体思维是中医思维的核心,强调人体是一个有机整体,各脏腑、组织、器官之间相互联系、相互影响。在中医诊断学中,整体思维体现在通过望、闻、问、切四诊合参,全面收集患者的信息,综合分析病情,从而作出准确的诊断。讲授绪论整体审查、四诊合参时,融入整体思维,强化学生的整体思维,提升他们综合分析问题的能力。

3.辩证思维　辩证思维是中医思维的精髓,强调根据患者的具体病情,运用阴阳、五行、脏腑等理论进行辨证分析,找出病因病机,制订个性化的治疗方案。在讲授问诊、闻诊、切诊和病位辨证时均可融入辩证思维,对疾病深入分析和精准判断,培养学生的辩证思维能力,使他们能够灵活运用中医理论解决临床问题。

4.平衡思维　平衡思维的基本特征是注重事物的均衡性、适度性。在中医中体现在维持人体内外环境的平衡状态,防止疾病的发生和发展。在讲授病性辨证阴阳虚损时,强调阴阳的平衡状态,引导学生理解平衡思维在中医临床中的应用,培养他们的平衡调节能力。

5.取象思维　取象思维是中医思维中的一种特殊方式,通过观察事物的表象来推断其内在的本质和规律。在讲授切诊脉象时,用取象比类的方法来概括病理脉象的特征,在病性辨证气血津液时,将血、津液比喻为自然界流动的水,是取象思维的体现,培养学生的观察力和想象力,使其能够在生活、学习、实践中更好地运用取象思维。

总之,通过案例分析、讨论交流等方式,引导学生深入理解中医思维的内涵和价值。培养学生的综合素质和中医临床能力,为培养高素质的中医药人才奠定坚实基础。

（六）职业素养

职业素养有助于培养学生的专业能力和技术水平，更能塑造他们成为具有高尚医德和人文情怀的中医人才。

1. 医德　医德是中医医生的灵魂，是其在执业过程中应遵守的道德规范。在讲授绪论中医诊断的发展史时，融入张仲景的医德故事，讲授局部望诊痿病时融入武汉金银潭医院张定宇身患肌萎缩侧索硬化（俗称"渐冻症"，中医属痿病）依然坚守抗疫一线的例子，通过讲解古代医家的医德典范和现代医生的医德实践，引导学生树立正确的价值观和职业观，培养他们具备高尚的医德品质。

2. 仁心　仁心是中医医生的核心素养，体现了对病人的关爱和同情。讲授中医诊断学发展史时，列举无数德术兼备的名医，他们的共同之处就在于对医术精益求精的态度和医者仁心的高尚情操，从而培养学生"见彼苦恼，若己有之"的使命感，培养学生的仁心，学会倾听病人的诉求，关心病人的疾苦。

3. 仁术　仁术是中医医生的专业技能，是实施有效治疗的基础。开课时让学生诵读《大医精诚》，学习孙思邈严谨、刻苦、认真的学医态度，以及医德医风医术。着重培养学生的仁术，通过系统的理论学习和临床实践，提高学生诊断的准确性和有效性。

4. 责任感　责任感是中医医生必备的职业品质，表现为对病人和社会的负责态度。在讲授问诊问疼痛时，结合国医大师张磊治疗痛经的经验，引入张磊先生的话："不管好治不好治的病，都要做到心里面明明白白，清楚病人哪里好哪里不好。"应强化学生的责任感教育，让他们明白自己的职业使命和责任担当，时刻以病人的利益为重，为社会的健康事业贡献力量。

5. 保护隐私　保护隐私是医学伦理的重要原则，也是中医医生必须遵守的职业道德。在教学实践中，应强调保护隐私的重要性，教育学生尊重病人的隐私权，严格保守病人的个人信息和病情资料，维护病人的尊严和权益。

总之，在课堂讲授及实践教学时，通过案例分析、角色扮演等方式，学生能深刻领会医德、仁心、仁术、责任感、保护隐私等职业素养的内涵。培养学生既具备专业技能又具备高尚医德，为中医药事业的传承和发展贡献力量。

（七）家国情怀

家国情怀旨在将深厚的家国情感与中医诊断学专业知识相结合，培养学生的爱国情怀、社会责任感和职业奉献精神。有助于提升学生的专业素养，引导他们在未来的医疗实践中更好地服务人民、贡献社会。

1. 爱国主义　爱国主义是中华民族的核心价值观之一，也是培养学生家国情怀的重要内容。通过讲述中医药在抗击疫情、保障人民健康等方面的突出贡献，激发学生的民族自豪感和爱国情怀。同时，引导学生认识到中医药在国家卫生事业中的重要地位和作用，增强他们为中医药事业发展和人民健康服务的责任感和使命感。

2. 服务人民　服务人民是医学教育的根本宗旨。通过抗击疫情中全心全意为人民服务的人们的先进事迹，培养学生的同理心和人文关怀精神。引导学生树立正确的职业观和价值观，将个人的成长和发展与人民的健康福祉紧密相连。

3. 奉献精神　奉献精神是医学职业精神的重要组成部分。讲述历代中医名家无私奉献、救死扶伤的感人故事,激发学生的奉献精神和职业荣誉感。结合疫情防控时,医护人员冒着严寒酷暑,冒着被感染的风险,舍小家为大家,舍己为人的事迹,引导学生积极参与社会公益活动,将所学知识技能用于服务社会和人民,培养他们的社会责任感和奉献精神。

总之,通过课程相关内容的讲授与思政融合,培养学生的爱国情怀、社会责任感和职业奉献精神,为培养高素质的中医药人才奠定坚实基础。

(八)传统文化

传统文化中的古诗词、典故、成语,是一种富有创意且富有深度的教育尝试。不仅有助于深化学生对中医文化的理解,还能通过传统文化的魅力,激发学生对中医诊断学的兴趣,同时提升他们的文化素养和道德情操。

1. 古诗词的融入　融入古诗词可以为中医诊断学课程增添诗意和美感。古诗词中蕴含着丰富的自然意象和人生哲理,可以生动地描述人体的生理变化和疾病表现。例如,在讲述舌苔变化时,可以引用"舌上生苔如积粉,日晡潮热渴难当"这样的诗句,既形象又生动。同时,通过赏析古诗词,学生可以感受到古人对生命的敬畏和对健康的追求,从而增强对中医诊断学的理解和认同。

2. 典故的引用　引用典故可以为中医诊断学课程增添历史厚重感和文化内涵。许多典故都与中医文化有着千丝万缕的联系,如华佗行医、扁鹊见蔡桓公等。通过讲述这些典故,学生可以了解中医文化的渊源和发展历程,感受中医诊断学的独特魅力和价值。同时,典故中的道德启示和人生智慧也可以引导学生树立正确的价值观和人生观。

3. 成语的运用　运用成语可以为中医诊断学课程增添趣味性和生动性。成语是汉语中的瑰宝,言简意赅、富有哲理。在中医诊断学课程中,可以巧妙地运用成语来描述病症、解释原理或总结规律。在讲授望诊时,结合防微杜渐的成语故事,学生不仅可以加深对中医诊断学的理解,还可以提升语言表达能力和文化素养。

总之,将传统文化元素融入课堂教学中,能够领略到传统文化的魅力,提高教学效果和学生的学习兴趣,引导学生树立正确的价值观和人生观,提升文化素养和道德情操,为培养全面发展的优秀人才奠定坚实基础。

(九)中医素养

课程讲授融合中医素养,不仅有助于深化学生对中医文化的理解和认同,使学生能够将理论与实践结合,知行合一,在生活学习中爱中医、用中医,身体力行地践行中医养生防病理念,成为中医的受众者、传播者和引领者,还能使学生将中医的治疗理念和古代医家的经典思想与本课程内容结合,提升学生的临证思维能力。

1. 预防观　主要体现在强调健康意识和预防为主的理念。通过对病位辨证燥邪犯肺证的讲解,学生可以了解到中医强调的"未病先防"思想,即在疾病发生之前,通过调整生活方式、饮食习惯等方法来预防疾病的发生。这种预防观的融入,有助于培养学生的健康意识和自我保健能力,同时也体现了思政教育中关于社会责任和健康生活方式的倡导。

2. 养生观　主要体现在弘扬中华优秀传统文化和中医养生智慧。中医养生观强调人与自然的和谐共生,提倡通过调整作息、饮食、运动等方式来保持身心健康。在讲授病位辨证心肾不交证时引入中医养生的经典理论和实践方法,如食疗、运动养生、按摩保健等,让学生感受到中医养生的魅力和实用性。引导学生树立科学的养生观念,培养健康的生活方式,提升个人修养和道德品质。

3. 中医治疗观　注重个体差异和整体观念,强调"辨证论治"和"治病求本"。在课程中,可以介绍中医治疗的特色和优势,如注重整体调理、强调个体化治疗等,让学生理解中医治疗的深刻内涵。同时,结合思政教育,可以引导学生树立以患者为中心的服务理念,培养关爱患者、尊重生命的医德医风,提升医疗服务质量和人文关怀水平。

4. 中医经典　中医经典是中医文化的瑰宝,蕴含着丰富的医学知识和人文智慧。在课程中,可以选取经典的中医著作进行解读和学习,让学生领略到中医经典的博大精深。同时,结合思政教育,可以引导学生深入理解中医经典中的哲学思想和人文精神,提升个人的文化素养和道德修养。引导学生树立严谨的科学态度和实事求是的精神,培养独立思考和解决问题的能力,为将来从事中医临床工作打下坚实的基础。

综上所述,通过深入挖掘中医文化的思政元素,结合现代教育理念和方法,可以培养出既具备中医专业素养又具良好思想道德品质的优秀人才,为中医药事业的传承和发展做出积极贡献。

一级维度	二级维度	第一章 绪论	第二章 望诊	第三章 闻诊	第四章 问诊	第五章 切诊	第六章 八纲辨证	第七章 病性辨证	第八章 病位辨证
四个自信	道路自信				●				
	理论自信		●		●				
	制度自信			●					
	文化自信	●		●	●				
马克思主义哲学观	世界观	●							
	人生观	●					●		
	价值观				●				
	矛盾观						●	●	●
	发展观						●		
	实践观	●							
	全局观			●					
	辩证法范畴								●
人文关怀	尊重	●			●				●
	关爱	●			●				●
	包容	●			●				●
	信任	●							●
	关注	●							●
科学精神	实事求是		●		●				
	实践精神					●			
	创新精神					●			
	理性精神					●			
	批判精神					●			●
中医思维	中和思维	●				●			
	整体思维	●		●		●			●
	辩证思维			●	●	●			●
	平衡思维					●		●	
	取象思维					●		●	
职业素养	医德		●						
	仁心		●	●					
	仁术		●						
	责任感				●				
	保护隐私				●				
家国情怀	爱国主义		●						
	服务人民		●						
	奉献精神							●	
传统文化	古诗词		●						●
	典故		●	●					
	成语		●						
中医素养	预防观								●
	养生观								●
	治疗观								●
	中医经典						●		●

第一章 绪 论

诊,即诊察了解;断,即分析判断。"诊断"就是通过对患者的询问、检查,以掌握病情资料,进而对患者的健康状态和病变本质进行辨识,并做出概括性判断。

中医诊断学是根据中医学的理论,研究诊法、诊病、辨证的基础理论、基本知识和基本技能的一门学科,是中医学专业的基础课,是基础理论与临床各科之间的桥梁,是中医学专业课程体系中的主干课程,兼具自然科学内涵与社会人文知识,蕴含着丰富的思政元素。

一、教学目标

1. 知识目标

(1)掌握中医"诊断""诊法""诊病""辨证""病案""证""病""症"等概念的含义。

(2)掌握中医诊断的基本原理。

(3)了解中医诊断的发展简史、基本原则、学习方法。

2. 能力目标

(1)理解中医诊断的基本原理。

(2)理解中医诊断的基本原则,构建学生的中医思维框架,为走向临床奠定理论基础。

3. 思政目标

(1)通过学习绪论,可调动学生的学习主观能动性和积极性,端正学习态度,激发学生学习中医诊断学的兴趣。

(2)通过学习绪论,学生能认识到中医诊断学这门课的重要性,培养学生"治病救人"的高度使命感和责任感,从而奠定为中医事业奋斗终生的,关爱生命、热爱生活积极向上的人生追求。

(3)通过学习绪论,学生能认识到大学生活与以往学习生涯的不同,从而引导学生积极主动地学习中医知识,养成发现和思考问题的习惯,培养学生自主学习的能力。

二、相关知识板块的思政元素分析

1. 文化自信　中医诊断学的发展简史。结合《周礼·天官冢宰》的记载，"医师掌医之政令，聚毒药以共医事。凡邦之有疾病者，疕疡者，造焉，则使医分而治之。岁终，则稽其医事，以制其食……食医掌和王之六食，六饮、六膳、百羞、百酱、八珍之齐……疾医掌养万民之疾病……疡医掌肿疡、溃疡、金疡、折疡之祝，药、剚、杀之齐……兽医掌疗兽病，疗兽疡"。让学生了解到早在《周礼》中对医师就有了非常专业的分类，同时对医师和巫师也有着明确的职责划分，让学生认识到中医发展的前瞻性和科学性，增强学生的文化自信心。

2. 发展观　发展具有普遍性，发展观认为一切事物都是不断运动变化和发展的，要以发展的眼光看问题。中医诊断学奠基于《内经》时期、发展于汉唐宋金元时期、成形于明清时期、飞跃于近现代。当前，中医药事业迎来了新的发展机遇，为了更好地推动中医药文化创造性转化，创新性发展，我们要坚持引导学生，传承创新发展中医药文化，为中医药事业的持续发展贡献自己的青春力量，不断激起学生的学习热情和身为中医药学子的历史责任感。

3. 整体思维　见微知著，这一原理蕴含了局部与整体，现象与本质、微观与宏观等对立统一的思想。微观与宏观的思想与中华优秀传统文化中的"一叶落而知天下秋""履霜坚冰至"等有着异曲同工之妙，此处引入扁鹊见齐桓公的故事，启发学生尽早树立治未病的意识，这与中国文化所强调的"居安思危"有着共同之处，可以培养学生的忧患意识。

4. 中和思维　讲解中医诊断学原理"以常衡变"时强调适度的重要性，"常"是一种中正的平衡状态，"变"是"顺、逆"和"有余，不足"失去平衡的状态。中医强调"阴平阳秘"，这与儒家的中和思想相类似。进而告诫学生要注重掌握人体生理状态的功能特点，从而辨别出异常变化的"有余""不足"，把握疾病发生发展的动态变化规律以合理诊治疾病，使患者达到"阴平阳秘"的理想状态。

5. 关爱尊重　人文关怀是临床实践过程中不可或缺的元素，也是医者一种情怀与职业素养。从关爱、尽善、尽美与敬畏四个角度进一步剖析人文关怀的要求与价值所在。从而启发学生在临床实践过程中除了要有精湛的医术，还要有富有温度的关爱。引导学生树立人文关怀的意识，尊重生命，构建和谐的医患关系。

6. 人生观　以国医大师张磊的寄语："欲作名医，先做明医。欲做'明医'，须树牢'一个前提'，做到'六个方面'，具备'一个关键'"。告诫青年学子在成为"明医""名医"的道路上还有很长的一段征程，必然要静下心、苦钻研、勤求教、敢创新、勇实践，在学习与探索的过程中不断成长。激发学生学习中医的热情，担起传承创新中医药文化的历史重任。

案例一 中医诊断学发展历程与发展观

一、案例

(一)课程思政教学示例一:以发展观引出中医诊断学发展简史

首先老师带领学生回顾中国医学史中所讲的中医学发展历程,即自其产生以来处在不断地发展创新的历程中。马克思辩证唯物主义的发展观提出,发展具有普遍性,一切事物都是不断运动变化和发展的。接着,老师通过与学生互动引导学生归纳概括中医诊断学的历史发展脉络。中医诊断理论和技能的形成可追溯至先秦时期,早在《周礼·天官冢宰》便有"以五气、五声、五色、眡其死生"的记载;中医学理论体系的经典著作《黄帝内经》更是为中医诊断奠定了理论基础;东汉医家张仲景将理、法、方、药有机结合,以阐释病、脉、证、治,以六经为纲辨伤寒,以脏腑为纲辨杂病,建立了辨证论治的体系;晋唐时期涌现了许多对诊断进行专门研究的医家,如王叔和将脉理与脉法系统化、理论化,著成我国现存最早的脉学专著——《脉经》;宋金元时期,中医呈现百家争鸣的局面,专攻诊断者颇多,中医诊断在望诊、脉诊、儿科疾病诊断和病因学等方面有了长足的进步,在这一时期出现了我国现存最早的舌诊专著《金镜录》、脉诊专著《诊家枢要》,现存最早的小儿指纹诊法文献《幼幼新书》;明清时期的《濒湖脉学》《诊家正眼》《三指禅》等脉诊专著使脉学得到进一步发展,同时在这一时期医家深化了对于瘟疫、温热类疾病的认识,创立了新的辨证方法,完善了温病学的理论体系;近代以来西方现代医学的传入和现代科学技术的发展,也开辟了中医辨证发展的新思路,中医诊断学理论体系得到进一步完善并有了新的飞跃。

中医诊断学是中华优秀传统文化的重要组成部分,伴随中华文明的不断进步与发展而得到充实和完善。通过讲解,学生对中医诊断学的发展脉络有所了解,加强对后续理论知识的理解,同时也加强对中国历史的了解。

(二)课程思政教学示例二:从唯物史观角度分析中医诊断学的发展历程

在讲解中医诊断学的整个发展历程后,老师抓住几个重要时期及成就从唯物史观角度进行剖析。唯物史观中强调社会存在和社会意识是辩证统一的。社会存在决定社会意识,社会意识是社会存在的反映,并反作用于社会存在。随着社会存在的发展,社会意识会相应地发生变化和发展,每一时代的社会意识都有其独特的内容和特点,具有不断进步的历史趋势,但不管怎样变化、发展,其根源总是深深地埋藏于社会存在的事实之中。中国中医经过秦汉以前夏、商、周三代的渐萌、诞生、嬗更,度过了春秋战国时期以后,在百家争鸣的君主专制体制和儒道互补的社会背景下成熟发展,在秦汉早期成就了自己的范式,形成以《内经》《难经》为渊薮基础,以《伤寒杂病论》为临床辨析指南,以《神农本草经》为药用锐器、理法方药、成体成系,以后又经历了宋元和晚明清初三次历史高峰,逐渐沿着自己传统特点趋势,在与人类文明的广泛交流和融合中,最终融为中华文明中最耀眼的大系,影响着世界医学而傲然屹立。中医诊断学不断发展与完善,在各个时期都有独特的成就和发展特点,但其都在一定程度上反映了当时的社会环境。以张仲景的《伤寒杂病论》为例,老师与学生互动共同回顾医古文中所讲《伤寒杂病论·序》的内容,小组共同讨论《伤寒杂病论》的成书背景。书中提到"余每览越人入虢之诊,望齐侯之色,未尝不慨然叹其才秀也""怪当今居世之士,曾不留神医药,精究方术……但竞逐荣势,企踵权豪,孜孜汲汲,唯名利是务,崇饰其末,忽弃其本,华其外,而悴其内""余宗族素多,向余二百,建安纪年以来,犹未十年,其死亡者,三分有二,伤寒十居其七。感往昔之沦丧,伤横夭之莫救,乃勤求古训,博采众方"。从序言中可直接得出张仲景撰写《伤寒杂病论》的原因,一是前世医家积累了大量的诊疗经验,医学理论得到完善和发展,如《内经》的阴阳五行、脏腑经络、病因病机诸学说的创立和六经分证方法的初步运用;《难经》的脉法生死、针刺俞穴与脏腑病传之理的阐述。二是世风日下,读书人只顾追名逐利,医者也是"以管窥天"存在许多诊疗乱象。最重要的一个原因就是当时战争频仍,疾疫广为流行,张仲景家族在不到十年的时间里死亡三分之二,死于伤寒病的达到十分之七。在多重刺激下,张仲景"勤求古训,博采众方",将理、法、方、药有机结合,以六经为纲辨伤寒,以脏腑为纲辨杂病,建立了辨证论治体系,其模式流传至今,所著成的《伤寒杂病论》也是当今医家的必读之书,推动了中医诊断学体系的完善和发展。

通过这种形式加深学生对于历史上各个时期中医诊断的发展成果有更深一层的认识,同时深刻理解社会背景对于中医药事业的影响,树立正确的历史观。

(三)课程思政教学示例三:传承创新中医药文化,增强文化自信

老师以习近平总书记关于传承创新发展中医药事业的重要指示导入课堂。近年来,随着现代科学技术的发展以及中医诊断理论的日益完善,在政府大力扶持中医药事业的发展机遇下,为满足中医药事业创新发展的时代要求以及人们多样化的诊疗需求,科研人员将现代科学技术与传统中医诊断理论相结合,涌现出一大批高科技的中医诊察仪器。接着老师播放选自《中国中医药大会》的片段,片段中许家佗教授展示了集中医"望、闻、问、切"于一体的中医四诊仪。许教授表示:"要将传统的中医文化以具象的高科技产品示人,这当中包含了整个中医药行业几代人心血以及中医药行业以外众多专家、学者、科学家的共同努力。我们今天看到的四诊仪,绝不仅仅是一个小小的机器,它包含着很多核心的技术内涵,是中医传承和创新发展的一个重要的载体和形式,是'中医大脑'的体现,必将为未来医学的发展提供重要的中医智慧,这是传统的中医药文化得到最好的传承和创新的证明,这是一份文化的自信。"

引导学生树立传承创新的意识,把握当前阶段大力发展中医药事业的有利时机,增强对于中医药文化的自信心,勇于承担起传承创新、发展中医药事业的责任。

二、教学设计与实施过程

1. 启发式教学,引出新授内容　在讲授之前通过回顾中国医学史所讲授的中医学发展历程,以发展的观点,认识到事物均处在不断运动变化和发展的过程中,进而引出中医诊断学也是不断发展和完善的,有其自身的发展脉络和特点,从而便于学生对后续理论知识的理解,同时也加强对中国历史的了解。

2.互动式教学,融入授课内容 老师通过与学生互动提问《伤寒杂病论·序》中所讲内容,引导学生思考张仲景撰写《伤寒杂病论》的时代背景,通过小组讨论和老师讲述得出结论,即每个时期中医诊断学的发展特点及发展成就都是由所处时代的社会背景所决定的,引导学生树立唯物史观。

3.案例式教学,树立自信心和责任感 老师向学生展示四诊仪,并播放"中国中医药大会"相关片段,引导学生思考当前中医药事业发展的机遇与挑战,引导学生树立对于中医药文化的自信心,树立创新观念,抓住时代机遇,担当起推动中医药事业进一步发展的责任。

三、教学效果

(一)教学目标达成度

1.知识目标 通过对中医诊断学发展简史的学习,了解中医诊断学的发展脉络,以及发展过程中的重大成就。

2.能力目标 通过对发展脉络的归纳总结,引导学生学会框架学习、系统学习,掌握良好的学习思路与学习方法。

3.思政目标 通过融入发展观、历史唯物主义、《伤寒杂病论·序》以及"中国中医药大会",加强学生对中医诊断学发展的了解与认识,树立正确的唯物史观。同时,加强学生对于中医药文化的自信心和自豪感,增强学生对当前中医药发展机遇的认识,鼓励学生抓住发展机遇,担起传承创新发展中医药事业的责任。

(二)教师反思

在教学过程中发现学生对中华优秀传统文化认知不足,对中医药的发展历程缺乏系统认识。在平时教学过程中,可增加相关案例介绍,鼓励学生阅读相关书籍,增强文化自信心、自豪感。

(三)学生反馈

通过对中医诊断学发展简史的学习,学生能掌握中医诊断学的历史发展脉络以及重大成就,有利于加强后期对于理论知识的理解。通过"四诊仪"的案例加强了学生对于中医药文化的自信心,也明白身为中医药的学子要抓住机遇,担起传承发展中医药文化的责任与使命。

案例二 中医诊断的基本原理与中和思维

一、案例

(一)课程思政教学示例一:司外揣内与整体思维

老师从生活场景引入教学内容,在日常生活中我们常常通过观察色泽、闻香气来判断水果的口感,引导学生思考其中的原理何在。这是由于水果内在的口感可通过其外在表现出来,这与中医诊断学中的司外揣内的原理相一致。接着老师向学生介绍司外揣内的含义,司外揣内是指通过观察事物外在表象,揣测分析其内在状况和变化,亦有人称作"以表知里"。"有诸内,必形诸外",内在的变化,可通过某种方式在外部表现出来,通过观察表象,可一定程度认识内在的变化机制。这一原理不仅仅应用于医学领域,如《管子·地数》曰:"上有丹砂者,下有黄金;上有慈石者,下有铜金;上有陵石者,下有铅锡赤铜……"这是司外揣内的思想在地质领域的应用。中医学认为人体是一个有机的整体,机体的内部和外部是统一的,疾病变化的病理本质虽然藏于内,但必定会有症状与体征反映于外。《灵枢·本脏》曰:"视其外应,以知其内脏,则知所病矣。"医者可通过面色、神情、体态、舌象等外在的征象判断患者内在的病理变化。《丹溪心法》总结说:"欲知其内者,当以观乎外;诊于外者,斯以知其内。盖有诸内形诸外。"这一理论在中医诊断中有着广泛应用,其与近代控制论的"黑箱"理论有着相似之处。最后,老师通过展示不同脏腑疾病患者的舌象、面象,让学生切身体会司外揣内的临床应用和魅力所在,加深理解。

(二)课程思政教学示例二:见微知著与治未病

在讲解司外揣内即机体的内外是统一的之后,老师提问中医诊断的哪个原理还可以体现整体观。接着老师向大家介绍"见微知著",见微知著的表达最早见于战国韩非,他在《韩非子·说林上》中说道:"圣人见微以知萌,见端以知末,故见象箸而怖,知天下不足也。"而直接使用"见微知著"词条的则可追溯到汉代袁康《越绝书·越绝德序外传》:"故圣人见微知著,睹始知终","微"为细小,"著"即明显,这里的"见微知著"意指"见到事情的苗头,就能知道它的实质和发展趋势",移用于中医便是:见到人体病前的细微变化,可以推测疾病的发生和发展趋向。然后小组讨论并分享见微知著的案例,在中国医学史上,"见微知著"最典型的记载要数汉代司马迁的《史记·列传·扁鹊仓公列传》:扁鹊到了齐国,通过望诊发现齐桓侯身体有细微异样变化,推定病在表浅的腠理,齐桓侯嗤之以鼻;五日后扁鹊复见时,认为病至血脉,齐桓侯不悦;又过五日再见时,察觉病入肠胃,齐桓侯不应;拖延五日后,扁鹊望见而后跑,原来病入骨髓,已无力回天,疾病最终夺走了齐桓侯的生命。这则故事生动地说明了细察人体上的一些不正常的微小变化,可以推断疾病的发展阶段和预后好坏,齐桓侯若能听从扁鹊的告诫,接受汤熨、针石、酒醪等法治疗,绝不至于如此枉死非命。对于扁鹊"见微知著"的高超医技,民国时期陈守真的《儿科萃精·李序》有过恰当的评价:"极精以穷变必本见微知著之旨,就形而求理尤赖慎思明辨之功,是以疾在腠理扁鹊论其易治,病居膏肓秦缓知其难效。"

最后,老师进一步引申"见微知著"的内涵。在中医学中"见微知著"的内涵并不完全能为教材中所指之的以小见大、以局部推测整体的即时诊断所涵盖,"见微知著"的精髓更在于通过隐约迹象的观察,来预测疾病的动态变化,从而使早期干预疾病、扼杀疾病于萌芽之中成为可能。从中医诊治上来说,"见微知著"与"治未病"总是紧密相连,甚至是一脉相承的,因此,在众多中医古籍中,两者常前后呼应、相提并论,如唐代医家孙思邈论高超医术时,强调见微知著、治病于未然:"上医医未病之病,中医医欲病之病,下医医已病之病。"清代医家程钟龄言之更切:"病至思治,末也;见微知著,弥患于未萌,是为上工。"以此,引导学生以名医大家为榜样,树立整体观,能够从微小迹象预测疾病的发展趋势,及早干预,将疾病扼杀在萌芽状态。

（三）课程思政教学示例三：以常衡变与中和思维

首先老师提问学生对于儒家中和思维的理解,中和思维的核心是平衡与和谐,进而引出其在中医诊断中的应用——中医诊断的基本原理之一"以常衡变"。接着,老师从字义角度解释"以常衡变"。《说文解字》曰:"常,下帬也。从巾尚聲。裳,常或从衣。"在古代,"常"通"裳",泛指下身穿的裙。除了我们熟悉的经常的意思外,还是古代哲学的重要观点,如《玉篇》有言:"常,恒也",指出"常"具有普遍、恒久之意;《荀子·天论》载:"天行有常,不为尧存,不为桀亡"提及的"常"乃天道运行的规律,非人的意愿所改变;而《道德经》论述的"常"则是事物变化的常规。简言之,普遍性、规律性、恒久性是古人对"常"的共同认识。对于"变",《说文解字》中言:"变,更也。"《易·系辞》中提到"在天成象,在地成形,变化""一阖一辟谓之变",古人认为万物处于不断变动中,变动是事物的本质属性。《吕氏春秋·尽数》中"流水不腐,户枢不蠹"更是肯定了变动是万物的生命力所在,动而不息是事物的根本规律。而中医理论进一步丰富了"变"的意蕴,《素问·六节藏象论》载:"苍天之气,不得无常也。气之不袭,是谓非常,非常则变矣。"明确了"变"为"非常",即非常则变,意思是运气按照一定的规律承袭,维持了天道之常态,这是"常",若悖离这种规律,就是"非常",即"变"。

先哲认为人与自然是一个整体,人与自然相通应,故而古代医家在阐释自然之常道、生命之常态的基础上,遵循"三因制宜"的思想,以"顺、逆"和"有余,不足"作为衡量变化的尺度,揣度机体正常之变化、疾病异常之改变,为中医临床诊疗提供了方法学指导。以脉象为例,张景岳在《景岳全书》中"先识常脉而后可以察变脉"启蒙世人可以通过认识常脉脉诊的总则、常脉的特点来认识变化的脉象,从而把握脉象变化的普遍性和特殊性。《素问·疏五过论》中"善为脉者,必以比类奇恒,从容知之"指出了通过比较甄别出脉象的正常与异常从而认识疾病的本质。平人脉来从容和缓,柔和有力,不浮不沉,节律一致,尺脉沉取,应指有力,这是平脉之"常"也。同时四季更迭,脉象应四时出现了"春胃微弦""夏胃微钩""长夏胃微弱""秋胃微毛""冬胃微石"的变化。虽然脉象跟随四时五脏气血变化而变化,但"胃""神""根"俱全,形与神藏,那么依然是不病之脉。然而,当这种变化违逆自然界或自身固有的脏腑气血变化节律出现"有余""不足"的偏态,则可以引起病变。《素问·脉要精微论》中"阴阳有时,与脉为期,期而相失,知脉所分,分之有期,故知死时"提示了当脉象不能与自然界变化相适应而发生病变时,医者可通过脉应五脏的原理揣测出相应脏腑病变、脏气的盛衰,从而推断出疾病的转归。以春天的脉象为例,春主升发,正常的脉象呈向外舒展的状态。但当机体出现"气来实强"的偏颇,脉象处于"有余"状态,轻者弦滑如循颀长的竹竿,重者弦劲如触绷紧的弓弦,脉率逐渐加快,脉位慢慢变长,柔和度渐渐减弱,形露神泄,胃气渐消而亡。

通过这种形式引导学生在后续学习过程中注重掌握生理状态的功能特点,辨别出异常变化的"有余""不足",更好地把握疾病发生发展的动态变化规律,合理诊治疾病,使患者达到"阴平阳秘"的理想状态。

二、课程设计与实施过程

(一)诱导、类比式教学,融入整体思维

通过生活中挑选水果的案例引出事物的内在状态可通过外部征象表现出来这一整体观,进而介绍中医诊断学中常用的原理——司外揣内的概念以及临床应用,从而调动学生的学习兴趣,加深对于知识的理解。

(二)案例式教学,融入"治未病"思想

通过列举"扁鹊见齐桓公"的著名医案,让学生切身体会"见微知著"的魅力和意义。进而引导学生树立"治未病"的思想,能够从细微之处观测到疾病的转归,防患于未然。

(三)探究式教学,引用经典古籍

老师引用《说文解字》《黄帝内经》《景岳全书》《韩非子》等古籍内容,从多个角度向学生介绍以常衡变、见微知著、司外揣内的内涵、应用。让学生在学习过程中切身体会到中华文化的深厚,增强学生的文化自信心和自豪感。

三、教学效果

(一)教学目标达成度

1. 知识目标 通过本节课的学习,熟悉并掌握司外揣内、见微知著、以常衡变的含义以及在具体临床实践过程中的应用。

2. 能力目标 建立整体观的中医思维,在后续学习过程中能够应用司外揣内、见微知著、以常衡变等原理分析病案,将其应用到临床实践中。

3. 思政目标 通过学习能够在日常生活中运用整体观思考问题,全方位、多角度看待问题;通过扁鹊见齐桓公的案例能够树立治未病的思想,以名家为榜样不断精进个人本领,能够从细微之处发现疾病、预测疾病,防微杜渐;通过大量的经典古籍切身体会中华文化、中医药文化的源远流长、博大精深,增强文化自信心、自豪感。

(二)教师反思

在教学过程中发现,学生缺乏中医思维,难以用整体观思考问题。在后续教学中,除了对于理论知识的教学还应关注学生中医思维的培养,鼓励学生多多阅读分析临床医案,在思考中建立中医思维模式。

(三)学生反馈

通过本节课的学习,学生切身体会到中医诊断的魅力所在,了解了中医诊断的基本原理,为日后的学习打下了思维基础。通过"扁鹊见齐桓公"的案例深刻体会到了"见微知著"的深层含义。身为医学生,要以名家为榜样,不断精进个人医术,成为能够"治未病"的"上医"。

四诊合参与整体思维

一、案例

(一)课程思政教学示例一:从历史源流介绍四诊合参

首先老师提问中医诊断疾病的独特手段是什么,即"望闻问切"。接着老师播放中医大夫的临床实录,提问为什么在诊断疾病时"望闻问切"均要进行。然后老师介绍"四诊合参"的含义及历史源流。"四诊合参"是中医诊断的基本原则之一,将中医的望诊、闻诊、问诊和脉诊相合参,综合四种诊法共同采集机体的症状、体征等信息,以期获取全面、规范、准确的中医诊断信息,从而更好地探求病因、判断病位、辨析病性、确定病机,为中医的辨证论治做准备。关于"四诊合参",古代医籍多有记载,《黄帝内经》中较早对四诊及其特点加以描述,有"视而可见、听声音而知所苦、言而可知、扪而可得"的说法。《素问·阴阳应象大论》言:"善诊者,察色按脉,先别阴阳,审清浊而知部分,视喘息、听声音而知所苦,观权衡规矩而知病所主,按尺寸观浮沉滑涩而知病所生,以治无过,以诊则不失矣。"详细介绍了四诊的意义以及诸诊相参的重要性。直言四诊当合参并重的记载可见于《医门法律》《四诊抉微》《四诊心法要诀》等。《医门法律》言:"望闻问切,医之不可缺一。"《四诊抉微》言:"然诊有四,在昔神圣相传,莫不并重。"《四诊心法要诀》言:"望以目察,闻以耳占,问以言审,切以指参。明斯诊道,识病根源,能合色脉,可以万全。"介绍了四诊具体的采集途径,并指明四诊相合必要性。

(二)课程思政教学示例二:分析四诊合参中蕴含的整体思维

四诊合参不只是几种不同中医诊法的结合与相参,更是中医思维在中医诊法中的实际应用。老师在讲解过四诊合参的历史源流后,带领学生进一步剖析四诊合参中蕴含的中医思维。首先,四诊合参强调整体相合,体现整体性。望、闻、问、切是单一的诊断方法,各有特色。四诊合参讲的是单一诊断方法的有机结合,其强调的是"合"而非"四"。即是说,中医诊断注重的是从整体层面判断机体状态,主张灵活掌握多种诊断方法相结合的诊病思维。《濒湖脉学》记载:"上士欲会其全,非备四诊不可",若只取一隅而忽略其他,便会出现盲人摸象的结局,突出了整体观念的思辨特点。张介宾于《类经附翼·一卷》中指出:"有善求者,能于纷杂中而独知所归,千万中而独握其一。"因此,中医诊法除了重视整体判断以外,同时也强调要抓主要矛盾,平衡整体与局部的关系。因此,与其说是四诊合参,不如称为"多诊合参"更为恰当,能够进一步体现中医诊断思维的灵活性,突出中医诊断是由整体到局部、由大到小、由粗到细,多维度多视角,整体相参的特点。其次,四诊合参兼顾个体差异,体现个性化。注重个体差异的诊疗模式是中医的亮点与特色,也更符合机体状态调整的需求。个体先天禀赋不同、男女有别、老幼有异,均为客观存在之事实。只有综合分析四诊资料才能更好地诊断疾病,如小儿脉多疾,疾脉对于小儿而言或许为正常脉象,故而不能仅仅依靠脉象判断其症候而应结合其他三诊结果共同判断。最后,四诊合参遵循变动之理,适应动态性。《素问·宝命全形论》记载:"人以天地之气生,四时之法成"。人与自然相通应,随着四季更迭,人体也会呈现不同的状态,如脉象有"春弦、夏洪、秋毛、冬石"的变动规律,为了更好地适应大自然的变动法则,中医积累总结了大量的机体顺应天地变化所呈现出的规律性表现,从而演变出动态灵活的中医诊断与治疗之法,善于在疾病变动中进行辨证。如弦脉多提示肝气郁结,但其同时也是春季的正常脉象,为了准确鉴别,医家可通过其他三诊综合判定。以此引导学生用中医思维深刻理解四诊合参的意义所在,培养学生树立四诊合参的临床意识。

(三)课程思政教学示例三:展示具体医案切身体会四诊合参

老师分享国医大师邓铁涛的临床实录,邓老指出中医临床何以辨证,何以辨"无证"之证,靠的就是症、脉、舌等四诊合参。四诊合参强调的核心内涵是"合",而非"四",是指能够运用中医思维将获得的临床资料有机融合,综合辨证。中医诊疗常常会出现同病异治、异病同治的现象,关键在于医生的辨证结果,证相同则治法相同,证不同则治法不同。而医生辨证准确则需要四诊合参、综合分析。若要掌握中医诊法合参的应用技巧,掌握个诊特点与临床意义是基础,理解多诊相参是关键,灵活运用四诊合参是目的。以此进一步向学生强调四诊合参的重要性,培养学生的中医思维。

二、课程设计与实施过程

(一)互动式教学,引出教学内容

老师通过提问,调动学生的积极性和学习兴趣,增强学生的参与感,进而引出教学内容,向学生介绍四诊合参的历史源流。

(二)探究式教学,引用大量经典古籍

老师在讲授过程中引用大量经典古籍,如《黄帝内经》《类经》《濒湖脉学》等,和学生共同探讨四诊合参中蕴含的中医思维,让学生切身体会到中医药文化的博大精深和独特性。

(三)案例式教学,深度体会四诊合参的临床应用

老师列举国医大师邓铁涛的临床实录,让学生进一步体会到在临床实践过程中四诊合参的重要性和必要性,引导学生树立四诊合参的诊断意识和思维模式。

三、教学效果

(一)教学目标达成度

1. 知识目标　通过学习,了解四诊合参的含义、重要性、历史源流以及四诊合参背后包含的中医思维方式。

2. 能力目标　能够在日后临床实践中树立四诊合参的意识,综合分析临床资料,准确辨证。

3. 思政目标　通过四诊合参的历史源流以及其蕴含的中医思维的学习,体会到中医药文化的源远流长和博大精深,增强对于中医药事业的自信心以及对于中医药文化的认同感。

（二）教师反思

在教学过程中发现，学生对于相关知识的学习有着很强的积极性，但缺乏临床直观感受，这与学生缺乏临床实践有很大的关系。因此，老师可增加临床案例的分享，也可以鼓励学生积极参与到临床实践中，在实践中增强本领。

（三）学生反馈

通过本节课的学习，学生对于四诊合参有了更加深刻地认识，了解四诊合参背后蕴含的中医思维，同时也深刻认识到四诊合参在临床实践中的重要性，为日后临床实践奠定了思维基础。

案例四 临床实践与实践观

一、案例

（一）课程思政教学示例一：从历史故事引入实践观

实践是检验真理的唯一标准。首先老师向学生讲述赵括"纸上谈兵"的故事，提问为什么赵括熟读兵书却导致赵国全军覆没。接着，从中医诊断学的学科性质入手向学生介绍临床实践对于学习中医诊断学的重要性。中医诊断学是集理论性、实践性和科学性于一体的一门学科，是沟通理论与临床实践的一门学科，是服务于临床的一门学科。前人有言"熟读王叔和，不如临证多"，临床病证错综复杂、千变万化，绝非像书本描述的那样单纯，同时患者也不会像书本所写的那样照章患病，如果没有临床实践切身体会实际的复杂性、多变性，即使相关理论知识烂熟于心也很难正确理解患者的表述，难以将错综复杂的临床表现系统综合思考。理论学习必须与临床实践相结合，只有在实践过程中不断总结经验、汲取教训，才能更好地理解理论知识，形成适用于自身的临证经验，提高自身的能力和水平。从而引起学生对于临床实践的重视，而非单纯局限于课本。

（二）课程思政教学示例二：在临床实践中践行大医精诚

在强调过临床实践对于中医诊断学学习的重要性后，老师引导学生思考临床实践中除了要有精湛的医术外，还要做到什么。唐代孙思邈在《大医精诚》中主张，医生必须具备"精"和"诚"。"精"，即具有精湛的医术；"诚"指应具有高尚的医德，要具有仁爱的大慈恻隐之心、好生之德、廉洁正直，对待患者一视同仁、一心赴救。这是我国早期的医学人文观念，也是成为大医的标准。医学的服务对象是具有感情的、有血有肉的人，故而医学服务应该具有温度、充满温情，医生在提供医疗服务时要给予患者充分的人文关怀，做到关爱、尽善、尽美与敬畏。

关爱，是医学人文关怀最基本的要求。《黄帝内经》中阐述医生要"上知天文，下知地理，中知人事"。"知人事"便是对病患有全面的了解，包括性格、气质、生活环境、社会地位、职业等。正如四诊中的问诊，问姓名、性别、家庭住址、职业等，看似对诊断疾病毫无帮助，实际上却是在语言中无形拉近医患距离，获取患者的信任。关爱要求医生能够与患者建立良好的医患关系,用爱心、耐心和同理心给患者创造良好的倾诉病情的环境,并传递战胜疾病的信心和能量给患者。正如《爱丁堡宣言》指出:"病人理应指望把医生培养成为一个专心的倾听者、仔细的观察者、敏锐的交谈者和有效的临床医生,而不是仅仅满足于治疗某些疾病。"尽善,是对医学的价值取向作出要求。从道德标准上明确医务工作是一项提供善良与美好的事情。医生的一个微笑、一句安慰、一个拥抱看似简单却能够温暖患者的心,迅速获取患者的信任。尽美,在美学上对医务人员提出了更高要求,古希腊医生希波克拉底说:"医术是一切技术中最美和最高尚的。"医学美是一种和谐的美,从医生规范的着装到整洁的诊室环境,从医生温和的言语表达到耐心细致的医学操作均是美学。这些美的使用可降低患者心中的紧张感,增加患者的好感,获取信任,便于诊治。敬畏,敬畏生命和敬畏医学。对生命的敬畏是人文关怀的心理认知起点,是人类独有的具有终极意义的高贵情感。患者交于医生的是生命,独一无二,十分宝贵,医护人员必须用尊敬和谨慎的态度对待,不容许丝毫的差错。敬畏医学,则是要我们时刻谨记当下掌握的医学知识不过是九牛一毛,在知识更新的过程中,需要医护人员认真思考、小心求证、谨慎实践。

中国医师协会会长张雁灵曾说:"虽然太阳照耀的地球每天都在改变,但太阳每天东升西落的规律永远不会变。百年医院沉淀的百年传统就是传承的经典和精髓,我们的医疗信仰、医院宗旨和医生职业道德就像太阳的东升西落,一定不能变,一定要传承和发展下去。"以此培养学生人文关怀的意识,在日后临床实践过程中不但要注重技术提高,还要培养其人文关怀的能力。

(三)课程思政教学示例三:以名医为榜样

最后,老师分享国医大师张磊对于青年学子的寄语——"欲作名医,先做明医。欲做'明医',须树牢'一个前提',做到'六个方面',具备'一个关键'"。"一个前提"即"德为先"。"六个方面",即博古今、谙医道、师名家、多临证、参西技、知人事。博古今,就是要有广博的中华优秀传统文化底蕴和现代人文素养,中医药根植于中华优秀传统文化,离开了优秀传统文化的滋养,中医药就是无源之水、无本之木。谙医道,就是要有深厚的中医药文化功底,要精读熟背中医经典,勤求古训,博采众方。师名家,即师从名师,张磊老师寄语门人曰:"医者必须要信中,信中方可大无穷。寻真先立愚公志,拨去浮云见太空。"跟师,尤其是跟名师,会让初入中医之门的学子少走弯路,通过老师言传身教能对中医药临床疗效有更深刻认识。同时,老师的德、技、效会更坚定弟子传承中医药的信心。多临证,就是要学以致用,把从书本、临证中学习感悟到的名医大家教诲化为自己的经验。参西技,中医人要信"中",但信"中"不是否定"西",是要求中医人在面对患者的时候要运用中医思维,按照中医理论体系去四诊合参、辨证施治、遣方用药。现代医疗仪器检查可作为四诊的延伸,检查结果可作为诊疗效果评价参考依据。知人事,就是要有社会阅历,了解人情冷暖,洞悉世事百态,通晓饮食居处、七情六欲、居处环境、四时气候等皆可致病,亦可治病,人是社会动物,不是孤立存在,只有做到天人合一,见微知著,方能少失偏颇。具备"一个关键",就是会融通、有悟性,能把所闻、所思、所悟、所用融会贯通,做到知行合一。

中医药是国粹,既然入身其中,就须博学、审问、慎思、明辨、笃行,"上有博古通今之略,下有经天纬地之才",才有可能成为"明医""名医"。以国医大师的寄语激发学生的学习热情,鼓励其以国医大师为榜样不断学习,早日成为"名医"。

二、课程设计与实施过程

(一)诱导式教学,引入临床实践的重要性

通过赵括"纸上谈兵"的故事论述实践的重要性,进而与学生探讨临床实践对于中医诊断学学习的重要性。从而激发学生参与临床实践的动力,鼓励学生将理论知识与实践相结合。

(二)探究式教学,强调人文关怀在临床实践中的重要性

通过引用《大医精诚》《黄帝内经》《爱丁堡宣言》以及中国医师协会会长张雁灵的寄语,向学生强调人文关怀是临床实践过程中不可缺少的元素,要想成为大医既要"技精"更要"心诚"。

(三)案例式教学,以名医大家为榜样

通过国医大师张磊的寄语,让学生明白想成为"明医""名医"仍有十分长的道路要走。激发学生好好学习中医的激情,为学生后续的学习提供了一些道路参考,避免走弯路。

三、教学效果

(一)教学目标达成度

1. 知识目标　通过学习了解临床实践是中医诊断学学习中不可缺少的一环,人文关怀也是临床实践中不可缺少的元素。

2. 能力目标　树立实践意识,在后续学习过程中积极参与临床实践,将理论所学与实践相结合,并在实践中培养人文关怀意识。

3. 思政目标　通过"纸上谈兵"的故事充分认识到实践是检验真理的唯一标准;通过学习认识到身为医者要医术与医德双修,为患者提供有温度的临床服务;从国医大师张磊的寄语认识到成为"明医""名医"有很长的道路要走,要以前辈为榜样,提高个人本领,继承创新中医药文化。

(二)教师反思

在教学过程中发现,学生缺乏临床意识和人文关怀,这与学生临床经验不足有关。在后续教学过程中可增加临床跟诊、临床实操模拟等环节,让学生切身体会临床实践的意义与人文关怀的价值。

(三)学生反馈

通过本节课的学习,学生深刻认识到临床实践对于理论学习的重要性,进一步激发了参与临床实践的兴趣;同时,张磊大师的寄语也使学生充分了解了成为"明医""名医"的必备要素,为后续的学习指明了道路,增加了学好中医的自信。

第二章 望 诊

望诊,是医生运用视觉对人体外部情况进行有目的的观察,以了解健康状况,测知病情的方法。中医理论认为,人是一个有机的整体,人体的外部,特别是面部、舌体等与脏腑的关系最密切,局部的病变可以影响全身,而体内的气血、脏腑、经络等的病理变化,必然会在其体表相应的部位反映出来。因此,观察神、色、形、态的变化,不仅可以了解人体的整体情况,而且可作为分析气血、脏腑等生理病理状况的依据之一。如《灵枢·本脏》所说:"视其外应,以知其内脏,则知所病矣。"望诊在中医诊断学中被列为四诊之首,并有"望而知之谓之神"之说,这是因为人的视觉在认识客观事物中占有重要的地位。《医门法律》说:"凡诊病不知察色之要,如舟子不识风汛,动罹复溺,鲁莽粗疏,医之过也。"所以医生在诊病时要充分利用视觉观察,并在临床实践和日常生活中注意培养敏捷、准确的观察能力,通过学习诊断知识和积累临床经验,望诊技巧日臻成熟。但望诊也有一定的局限性,故不应以望诊代替其他诊法,诊病时还须四诊合参,才能全面地了解病情。

一、教学目标

1. 知识目标

(1)掌握得神、少神、失神、假神、神乱的临床表现及意义。

(2)掌握常色、病色的基本特征和五色主病的内容。

(3)熟悉望异常形体、姿态的基本内容和临床意义。

(4)了解望神的概念、望诊的原理。

(5)掌握舌诊的方法,正常舌象和病理舌象的特征和临床意义。

(6)熟悉舌的形态结构、舌诊原理和舌象分析要点。

(7)熟悉望小儿指纹、望排出物的基本内容和临床意义。

2. 能力目标

(1)能够掌握望诊的方法和注意事项。

(2)能够根据患者的表现对神进行判定,从而对病情轻重和预后做出推断。

(3)能够掌握常色和病色的特征,且能够运用五色主病的知识来推断不同脏腑的疾病和疾病性质的寒热虚实。

（4）能够判断形体的强弱、胖瘦、体质。

（5）能够根据患者的异常动作和动静姿态判断病性的寒热虚实。

（6）能够掌握望舌的方法和注意事项。

（7）能够对舌质的色、形、态;舌苔的苔色、苔质进行辨识，并作出判断。

（8）掌握正常小儿指纹的特征，能辨识病理小儿指纹并对病情做出推断。

（9）能对人体常见排出物进行辨识并对病情做出推断。

（10）通过课上提问、启发思维，调动学生在中医思维框架内思考的积极性，培养学生的判断分析能力，初步运用辩证思维方法去诊察病情、识病辨证，为走向临床奠定理论基础。

3. 思政目标

（1）"望而知之谓之神"，故通过学习望诊，可调动学生学习的主观能动性和积极性，端正学习态度，激发学生对中医学习的兴趣。

（2）通过望诊实践技能的训练与考核，培养学生团队协作的能力，让学生体会团队合作的重要性，以及培养学生独立思考的习惯。

（3）通过学习舌诊，调动学生学习主观能动性和积极性，端正学习态度，激发学生学习中医的兴趣。

（4）通过望舌实践技能的训练，培养学生团队协作能力，学生能体会到团队合作的重要性，以及培养学生独立思考的习惯。

（5）通过课下讨论交流和布置作业的形式，培养学生主动学习的能力，加强知识的内在转化。

（6）通过学习望诊，可调动学生学习主观能动性和积极性，端正学习态度，激发学生学习中医的兴趣。

二、相关知识板块的思政元素分析

1. 中医溯源,医哲交融　中医文化自信的根源是中华优秀传统文化，中医学传承了几千年，随着中华民族传统文化的传播流传至今，从最初的经验学科，到融入了传统的哲学思想，形成了中医的基础理论体系，如"天人合一""阴阳学说""五行学说"等。

中医学根植于中华优秀传统文化，体现着中国传统哲学思想的精髓，是中华民族智慧的结晶。如儒学中以人为本、以和为贵及中庸之道，道家中对立统一、恬淡无为等，均对中医学的形成与发展影响深远。在几千年的传承与融合中发展成为中医学"天人相应"的整体观、"五行生克制化"的藏象学说以及"对立统一"的阴阳学说等基础理论，构造了中医学的基本框架。中医所讲之阴阳代表事物的两个方面，是既对立又统一于人体之中的。《素问·生气通天论》中记载:"阴平阳秘，精神乃治，阴阳离决，精气乃绝。"故阴阳在人体形成了一种平衡。正如传统儒家文化中所讲的"中庸之道"，做人做事要不偏不倚，避免过于冲动和偏激。尤其针对网络社会上一些新闻、信息，要以平和的心态，分析事情的缘由，不可偏听偏信。阴阳平衡亦符合传统文化中以"和"为贵的思想，生活中的人际交往以和谐为要，正如《论语》所讲"礼之用，和为贵"。人生活在世间，不能离开社会，不能离开群众而独自生存。相处的原则就是和睦。小至家庭、公司、社团，大至国家,只要做到和睦,没有不兴旺的。"稳"字当头。现今,国家和社会的稳定是国家进步、人民富裕的基础。特别是在新冠疫情期间,我国国家制度的优越性体现得淋漓尽致。全国万众一心,为了社会的稳定,牺牲小我,成就大我,我们的生活很快恢复秩序;反观国外之乱象,才知国家社会稳定是人民美好生活的基石。

老师在授课时充分引导学生学习课程中涉及的哲学思想。例如在讲述八纲辨证中的辨阴阳时,要加强哲学思想对立统一规律的渗透。阴阳学说在中医学中的地位十分重要,贯穿于中医学的各个领域,既是中医学构建理论体系所必需的核心观念与基本指导思想,又是中医学进行医疗实践和理论研究的重要理论工具。《黄帝内经》曰:"阴阳者,天地之道也,万物之纲纪,变化之父母,生杀之本始,神明之府也。治病必求于本。"阴阳是天地万物变化的本源,中医学将阴阳学说用于解释疾病的发生发展和指导诊断防治,强调治病时必须关注疾病的根本,即阴阳。阴阳平和则人体健康无病,阴阳不和则疾病发生。在授课过程中,引导学生使用对立统一规律来分析阴阳,辨别阴证、阳证,揭示阴阳学说所蕴含的哲学原理就是唯物辩证法的对立统一规律,说明中医学的科学性,增强学生的文化自信。

中医哲学中还体现了朴素唯物主义与辩证法的传统哲学观点,王永炎院士曾指出"中医药学是以生物学为基础,与理化数学交融,与人文哲学渗透的古代医学科学"。中医理论基础植根于中国传统哲学,儒道释互补的国学内涵为中医学奠定了哲学根基,在此基础上发展衍生的中医理论体系具备了两个基本特点:整体观念与辨证论治。其中,具有整体观念的五行学说、藏象理论等,体现了唯物辩证法的基本观点,即全面、联系、发展的世界观;阴阳概念贯穿于中医生理病理观,指导疾病的诊治,这一朴素的辩证法与马克思主义哲学的对立统一规律颇为相近;作为中医学临床的基本诊疗原则——辨证论治,包含着辩证法的发展观,体现具体问题具体分析的哲学智慧;"精气"学说体现了中医认识生命起源的唯物论思想,中医气的运动理论与辩证法的运动观点相似相通等。总而言之,中医理论所蕴含的整体观、矛盾观、发展观等朴素的辩证唯物主义哲学观点,体现了朴素唯物主义与辩证法思想。

2. 理论自信,抗疫有我　几千年来,中医药是一代代中华儿女生命健康的最重要保障,在人民的生命安全方面发挥着重要的作用。现今医学发展迅速,各种高精尖的技术和手段层出不穷,如何与时俱进地发展中医药,让中医药在新时代焕发出前所未有的活力,是新时代中医人的课题与使命。

面对重大传染病疫情,中医常常大放异彩。中医药能对疫情从预防、治疗到康复全过程干预,与中医基础理论密不可分。如"虚邪贼风、避之有时",人应敬畏自然,顺应自然,谨慎防护;"正气存内,邪不可干",合理饮食,适度锻炼,增强体质可提高免疫力,预防感染;针对病毒感染,中医亦可辨证治疗与施护。2019—2022 年,我国新冠疫情肆虐,在这次疫情防控阻击战中,我国充分发挥中医药治未病、辨证施治、多靶点干预的独特优势。中医药在临床上发挥了重要作用,积累了丰富的现代中医抗疫经验,实现了 5 个"首次",并且根据古典医籍的经方化裁出了抗疫的有效方剂"三药三方",展现出良好的临床疗效,是中医药传承创新的一次生动实践。国医大师李佃贵指出,数千年来中医药在防治瘟疫方面积累了宝贵的临床经验,无论是汉代的伤寒,还是明清时期的温病,以及当代的非典等,中医药都发挥了重要作用。中医药在几千年发展中不断累积、不断生发出来的历史自信、理论自信、实践经验,共同铸造了强有力的文化自信。此次中医药展现出的强大实力无疑为中医药院校学子们注射了一剂强心剂,增强了学生的专业自信、文化自信,渗透并塑造着中医人的思维和观念。因此,在授课中,教师可以多向学生传播医学前沿知识,让学生了解目前中医应如何应对新的挑战,引导学生主动去探索更多的医学前沿发明,与时俱进地发展中医药事业。

3.德术兼备,医者仁心　树立中医文化的核心价值观,即"以人为本、天人相应、仁心仁术、大医精诚"。在课程中体现中医文化核心价值的特色,中医文化理论的博大精深以及生命至上的人文精神,才能使学生对包括望、闻、问、切四诊诊法的内容和中医的辨证方法有深入体会。更重要的是,学生在学习的过程中要逐渐形成中医思维,因为中医诊断学要求学生将零散的诊法内容和辨证体系有机结合起来。总而言之我们既要注重中医诊断辨证能力的培养,又要兼顾思政道德教育,使二者完美结合,同时达到专业教学和思政教育的目标。

由于医学知识科目繁多,中医院校学生学习任务重、就业压力大,大部分中医院校更注重中医理论知识和临床技能的培养,而对学生传统文化和中医药文化的教育有欠缺。导致学生只是一味为了考试而学习,在应试教育的激烈竞争下,对中医缺乏探究精神。此外,一些中医院校学生的临床能力不高,对中医经典不求甚解,文化底蕴浅薄,根本没有掌握中医的精髓。学生的自主学习和深入探索是必需的,而对中医文化的认同感、自豪感和归属感才是学生不断学习的动力,也是学生立志成为中医及上医的根本。如此才能学好中医知识,成为优秀的中医,更好地传承和发展中医。

中医诊断学在形成与发展过程中,上起先秦两汉,近至民国当代,都出现了无数德术兼备的名医,他们的共同之处就在于对医术精益求精的态度和医者仁心的高尚情操,如孙思邈的《大医精诚》,可以在开课前让学生学习诵读,使学生深入感悟"大医之德",体会其中蕴含的医德医风教育,进一步提升学生的职业道德素养和人文精神。在授课过程中加入一些中医药发展史中的名医故事,引导学生向历代医家学习,学习他们"见彼苦恼,若己有之"的使命感,学习他们严谨、刻苦、认真的学医态度以及他们的医德医风。向学生推荐一些合适的中医入门古籍,让学生感受到中医学的博大精深,树立专业自信、文化自信,增加医学生对中医文化和中医学的认同感、自豪感和自信心。

4.误诊发微,实事求是　灵活运用误诊案例教学,培养学生的责任感、使命感。学生处于大一第二学期,接触医学不久,知识储备十分有限、实践能力不足,对于一些医案表现出的迷惑性、相似性信息难以辨别,很难认识到疾病的本质。并且中医学教学中经常引入名家医案,效率高、疗效神奇,学生难免会觉得临床都如名家医案一般。应在教学中引入误诊案例,告诫学生临床上误诊也是常见现象,让学生了解临床实际。在选择误诊案例时,要选择比较典型,甚至有可能会危及患者生命的一类,以培养学生的责任感、使命感。

5.医德双馨,家国情怀　习近平总书记在2018年9月10日召开的全国教育大会上强调,"培养社会主义建设者和接班人,要在厚植爱国主义情怀上下功夫"。爱国教育可通过引入古今名医故事,彰显其高尚品德,对学生进行医德教育。如讲绪论时,介绍创立辨证论治的张仲景,及其经典著作《伤寒杂病论》的成书背景:朝廷腐败、又逢天灾、瘟疫盛行、民不聊生。仲景家族也深受疫病之苦,他目睹百姓流离失所,家门落魄,而后立志学医,潜心医术。任长沙太守时,逢初一、十五便端坐大堂把脉瞧病,百姓称他为"坐堂医生"。正是怀着忧国忧民的社会责任感和悬壶济世的仁心,才成就了一代医圣的传奇人生,才著出了不朽的经典《伤寒杂病论》。再如讲到局部望诊"痿病"时,先讲痿病的症状、病机、预后。这种病早期全身无力、容易疲劳;渐渐发展为四肢肌肉萎缩、行走困难;后发展为全身肌肉萎缩,吞咽肌无力造成吞咽困难,甚至呼吸肌无力造成呼吸衰竭而死亡。目前尚无根治办法,多数患者 10 年内死亡。之后列举武汉金银潭医院张定宇身患肌萎缩侧索硬化(渐冻症,中医属痿病)依然坚守抗疫一线的例子,让学生在掌握专业知识的同时,又能被舍生忘死的抗疫精神打动,从而不断朝着成为有高尚医德的优秀医生而努力。

中医传统医德与社会主义核心价值观相契合。中华优秀传统文化是社会主义核心价值观的重要源泉,中医传统医德作为中华优秀传统文化的重要组成部分,与社会主义核心价值观是继承与发展,传承与创新的关系。中医传统医德的核心思想是悬壶济世的仁人之术,强调医者须秉承《大医精诚》精髓,即"省病诊疾,至意深心;详察形候,纤毫勿失;处判针药,无得参差""凡大医治病……先发大慈恻隐之心,誓愿普救含灵之苦"。这与社会主义核心价值观坚守和践行的核心价值相一致。因此,教师在教学中将中医传统医德精髓融入课程,感染学生、鼓舞学生、引导学生,使学生浸染于中国传统医德思想文化之中,帮助学生树立正确的社会责任感,培养良好的职业操守和坚定的职业信念。中医传统医德思想为社会主义核心价值观"内于心,外于形"提供了生动的历史素材。

案例一 望诊仪态与医患互信

一、案例

(一)课程思政教学示例一:诊有大方,仪态举止显医风

触摸按叩,白衣礼仪,医生不仅需要精湛的技术和高尚的职业道德,还需要良好的职业形象。子曰:"不学礼,无以立。"医者礼仪是医生职业素养的集中体现。在接诊过程中,医者整洁端庄的仪表、亲切得体的语言、落落大方的举止更能体现对患者的尊重,从而稳定患者的心态,获得患者的信任,在诊疗过程中取得事半功倍的效果。

仪态是指人类行为的姿势和风度,姿势是指身体所呈现的样子,风度是内在气质的外化。一个人的一举一动,如站立的姿势、走路的步态、说话的声音、面部表情等都能够反映出一个人仪态美不美。而这种美又恰恰是一个人的内在品质、知识能力、道德修养等方面的真实外露。对于形体礼仪,要求做到自然、文明、稳重、美观、大方、优雅、敬人。古人早已注意到医者举止仪态的重要性,讲究举止、注意仪态也可以达到修养情操、陶冶神思的效果。因此,医者在整个医事活动中都应注意调整自己的举止仪态。《黄帝内经》在谈到这个问题时指出:"是以诊有大方,起坐有常,出入以行,以转神明。"张景岳在《类

经》中进一步解释说："坐起有常则举动不苟,而先正其身,身正于外,心必随之。故诊之大方,必先乎此。"将举止从容,仪态庄重作为诊者首先需要修养的内容,其目的则在于通过此而正心,心正于内,神才能既积于中又转于外。

仪态同样是医德的体现。作为一名医务工作者,应时时以治病救人为己念,并体现在自己的一举一动之中。张景岳在《类经》中又说:"医以活人为心,其于出入之时,念念皆真,无一不敬,则德能动天,诚能格心,故可以转运而周旋,而无往弗神矣。"医生以整个社会为服务对象,要做到不企慕权贵,不轻贱贫苦,不计较名利,正如《脉诀汇辨》所说:"以先圣之道为重,谁毁谁誉,不屈不昂,去留之心洒然,得失之念不起,意思从容。"寥寥数语,使医生的风范跃然纸上,如在目前。相反,如果不注意医德的修养,其举止仪态必如李东垣所斥责的那样:"轻谈言笑,乱说是非,左右瞻望,举止忽略,此庸医也。"

另外,医德不是空泛的,它与医者的学识才干相辅相成。而庸医绝不会具有大医的仪态。退一步讲,医者的举动神态常常对患者的心理状态产生直接的影响,例如何希时指出:"切脉之际,有人不觉而皱眉咋舌,此均大不可,病人常望医生之颜色,而为忧喜者也。"所以,即使仅仅是为了避免患者产生消极心理,医者亦应注意自己的举止仪态。

(二)课程思政教学示例二:阳证似阴,行方智圆赢信任

《得心集医案》中有这样一个阳证似阴医案。熊清平,乃郎将冠,得温热病,自以感冒法治之。已不中病,延医更谓阴虚,投以六味地黄汤,益不中病。迁延旬日,胸腹饱胀,稍按甚痛,潮热渐退,四肢冰冷,手足爪甲皆黑,舌苔干燥,口不知渴,与之以水则咽,大便五日未通,小便赤涩而少,咽喉肿塞,日不能言,耳聋不知所问,六脉举按皆无。医者不审热深厥深之旨,郁热蓄盛,脉反滞涩之变;热甚神昏,口不知渴之情;复不将望闻问切,四字校勘,仅守发厥脉伏之假象,冒为真据;且将胸腹饱胀,为阴寒上逆,而可按拒按,置之不辨;咽喉肿塞,妄为虚阳上浮,而色之赤白,口气温冷,又置之不辨;又以大便燥结,谬为阴凝不化,而痞满实坚全具,又置之不察;直将一切内热明证,概为假热,竟用四逆汤,附子用到一两。清夫妇疑而未进,就正于余。内外一探,知为温热重病,阳邪亢热已极,反兼寒化,如酷暑雨雹之象,势亦在危。而细勘详询,明是在表失表,在里失里,酿成极重热症。再诊其脉,举按虽无,而沉候至骨,劲指甚坚,根蒂未绝,喜其可治。因谓曰:此大热症也。遂疏黄连解毒汤合普济消毒饮,重加大黄,嘱其日夜两剂,务俾大便通则火不伏,而厥可回,脉可出。清因二医一用附子、干姜,一用黄连、大黄,冰炭莫辨,无所适从。然其妇急欲将余方购药,而清究不能决,更延一医,匆匆一视,又谓为阴毒。其妇曰:生死有数,若服谢先生药,死亦无恨。清因妻意甚坚,勉为煎就,意仍狐疑,其妇强为徐灌。约二时之久,一剂已终,小水甚长,即索水饮,清见人事略醒,复煎一剂,是夜连得大利,果厥回脉出。次早复视,更以凉膈散,重服清胃药而健。后置酒于家道谢,清因述曰:众医谓为阴寒,独先生断为阳热,小儿几希之命,固蒙再造,但承赐妙方,若非内子坚意,几乎误矣。余惊疑之,嫂何以独信予也?适其妇出房道谢,其妇曰:先生初视之时,面有忧色,是忧其难治也;及诊毕而踌躇深思,是思其可治也;至再诊而面忽有喜色,是喜其得法也。且审症而战战兢兢,疏方乃洋洋溢溢,是直无所疑也。先生慎重若斯,无疑若斯,予复何疑?余闻言深为叹服。夫医家望闻问切,而望居其首,业医者往往忽之,今熊妇竟能望医之神色而知医,吾辈昧昧不且有愧于妇人乎!

在此医案中,患者通过对医者仪态举止的细致观察,建立起了对医者的信心,深刻地体现出医者仪态的重要性。

二、课程设计与实施过程

(一)教师示范

教师亲自示范不同的医者形象及仪态变化对患者的影响,使学生认识到医者仪态的重要性,培养学生从小处着手,大处着眼,天下大事必作于细的举止习惯,从自身仪表做起,建立起洁身自好,洁净精微的精神风貌。

(二)名医医案教学

孙思邈在《大医精诚》中说:"夫大医之体,欲得澄神内视,望之俨然。宽裕汪汪,不皎不昧。省病诊疾,至意深心。详察形候,纤毫勿失。处判针药,无得参差。"因此在教学过程中,可以通过大医治病时的言谈举止、医者风范对患者产生影响的案例,提醒学生注意仪态举止,树立起举止从容,诊有大方的医者风范。

(三)学习工匠精神

当今时代是一个极为注重精细化的时代,精细化主要体现在步骤程序越来越复杂、精密程度越来越高超。精细化要求人们更加关注细节,把小事做好,把细节做精,于细微之处见真功夫。

普通手工艺者之所以能够成为独具匠心之人,与他们极其注重细节、极其认真负责的工作态度是分不开的。细节决定成败,态度决定一切,细节和态度是成就不朽的前提和基础。只有注重细节,才能确保产品的品质。只有严谨细致,才能做到毫厘不爽。从这个意义上讲,工匠精神就是一种把细节做到极致的精神。

三、教学效果

(一)教学目标达成度

1. 过程方法目标　在教学目标中,强调医者要注重自身仪态举止,这可以通过教学中的具体案例、模拟场景等方式进行培养。学生是否能够理解医者仪态的重要性,并在实际临床操作中贯彻这一理念是目标达成度的评估要点。

2. 知识与技能目标　在教学过程中,是否向学生传达了医者仪态对患者心理状态影响等方面的知识。学生是否能够在实践中体会医者仪态对于医患关系的积极影响是知识与技能目标的关键。

3. 情感态度目标　教学中是否成功激发了学生对医者仪态的重视与认同,以及是否能够在学生中树立医者仁心、责任感等情感态度目标。学生是否展现出对患者关切的情感和对医学职业的责任感也是评估的重要方面。

(二)教师反思

教学设计:老师是否充分考虑医者仪态的重要性,并在教学设计中有意识地引入相关内容。是否采用案例、角色扮演等方法,帮助学生深刻理解医者仪态的意义。

教学方法:教师在教学中是否灵活运用不同的教学方法,如讲解、演示、讨论等,以便更好地培养学生对医者仪态的认知和实践能力。

反馈机制:是否建立了有效的反馈机制,帮助学生及时了解自身在仪态举止方面的不足,并提供针对性的指导和建议。

(三)学生反馈

实践表现:学生在实际临床实践中是否能够认识到医者仪态的重要性,表现出与患者和同事的良好沟通与合作。

职业素养:学生是否在学术素养和人文素养方面得到提升,是否在医者仁心、责任感等方面表现出职业素养。

反馈回应:学生是否积极接受来自教师和同学的反馈,并能够根据反馈及时调整自己的仪态举止,展现出对个人成长的积极态度。

通过这三个方面的综合评估,可以全面了解医者注重自身仪态举止的教学效果,为今后的教学和培养医学专业学生提供有针对性地改进建议。

案例二 望神与真象假象

一、案例

(一)课程思政教学示例一:神断生死,一会即觉养浩然

望神,是中医望诊的重要内容。在中医诊病过程中,患者有神无神是用来判断病情轻重和预后的重要标准,即所谓"得神者昌,失神者亡"。若患者神志清醒,语言清晰,则往往患病较轻,预后良好。若患者已神志不清,言语错乱,则往往患病较重,预后较差。课堂上引入古代经典的望神医案,引导学生总结望神的重点,可以让学生在学习望神时增进对中医整体观念的理解。

在《一得集》中有这样两个望"神"的医案。

医案一:宁郡陈养生为钱庄伙,失业境迫,一日倚藤椅仰卧。余见其似寐非寐,目半露而无神,面色㿠白,皮肤夭焦,肌肉消瘦,喘息气促。余窃谓他友曰:"观陈某之色,死期将不远矣。"曰:"何所见耶?"余曰:"《内经》云:'大骨枯槁,大肉陷下,胸中气满喘息不便,毛悴色夭,死于冬。'今其形与《内经》之论正合,其能免乎?且经又云:'始富后贫,名曰失精,更无治法。'"果于是冬而卒。

医案二:宁波郡庙一术士钱时成,设砚西首廊下,东廊下一相士徐君瑞海,自称熟读麻衣。是日余见钱面黄枯焦,一股青惨之气如烟雾,余谓徐曰:"君相士也,必能知人寿数,对面钱某可活几年?"徐谛观之曰:"照部位二三年耳。"余曰:"吾不知部位,但观现在之色,《内经》云:'黄如积实者死。毛悴色夭,死于秋。'是肠胃之气予不足也。此人必死于秋间泻痢之疾。盖七八月大火西流,烁石流金,肺气益虚,肺与大肠相为表里,而阳明之土金泄气,其为必死无疑矣。"后果应余言。凡望色而决人之生死,须要察其神气,盖色

为标,神为本也。如色虽枯而尚有神,则主病而不至死。若神色俱败,气如烟雾之暗惨,死期可预决也。故为医者,安得不读《内经》耶?

在两个医案讲解中,让学生自己去总结医者的望诊要点,引导学生发掘望神的重点,医案中医者通过对患者眼神、神情、面色和体态的观察,判断患者"神"的盛衰,进一步推断了患者的生死预后,以这种方法调动学生学习的主动性和积极性,既掌握了望神的重点,又认识到了神的重要性。

《素问·上古天真论》曰:"精神内守,病安从来?"当神得以自守,人体就不易受到外邪的侵袭。因此中医学认为养生贵在养神。对于现代的学生而言,拥有一个健康积极的思想价值观念也可以提高自身精神上的正气,同样可以作为养神的重要方式。因此,将思想政治教育融入中医诊断学课堂可以以"神"为突破口,以"中医养神理论"为专业基础,以"思想政治教育"为德育引领,使其直接为专业培养目标服务,体现中医专业的办学特色。

当代大学生处在中华民族发展的最好时期,同时也是实现中华民族伟大复兴的重要历史时期,应立大志、明大德、成大才、担大任,承担起"天将降大任于斯人"的时代使命,"不忘初心,方得始终""正气存内,邪不可干"。当代大学生应坚定理想信念,形成坚强定力,抵御各种诱惑挑战。

(二)课程思政教学示例二:真假需辨,立定脚跟察本质

据中医诊断学望诊讲述,"假神"是指久病宿疾之人,精气已极度衰竭,但突然出现一时的神气好转,给人以虚假的表象。《红楼梦》的第一百十回《史太君寿终归地府,王凤姐力诎失人心》中描写到贾母的最后阶段,其久病不愈。突然一日,贾母显得十分兴奋,让儿孙集于膝下,一个个作了嘱托……"只见她脸上发红,贾政知是回光返照,急忙进上参汤。贾母的牙关已经紧了,合了一回眼,又睁着满屋里瞧了一瞧……听见贾母喉间略一响动,脸变笑容,竟是去了"。这段文字生动地描述了贾母临终前假神的表现,体现在精神暂时的好转,面色泛红如妆,想见亲人等症状。据临床实践统计,假神的患者常常会在4~48小时内死亡。因此,临床医生在面对这种突然的好转时,绝不能被其表象迷惑而松懈警惕,而应始终保持高度警觉。

生活中亦是如此,刚进入社会的大学生缺乏足够的阅历和经验,很容易在虚荣心的驱使下迷失自我,被一些虚假的外表所迷惑而受骗上当。因此,有必要引导大学生树立本质观,提高辨别真假的能力。在哲学中,所谓的本质是指事物的内在联系,是事物的根本性质;而现象则指事物的外部联系,是事物的外在表现。这两者相互关联,不可分离。其中,现象可以分为真象和假象两种情况,真实的现象能够准确地反映本质,而虚假的现象则是扭曲本质的表现。只有从事物的本质出发才能做出准确的评估。通过在教学中融入马克思主义理论体系,引导学生关注社会现实问题的根源,树立正确的价值观,坚定正确的理想信念,避免陷入表面的虚幻。"非淡泊无以明志,非宁静无以致远"笃守志向,方可静心;静心,方可保持定力、宁静致远。

二、课程设计与实施过程

(一)注重运用案例教学法

将案例教学法与思政课程融合应用于教学中,以临床病例为素材,在具体病例采集

过程中融入思政的专题内容,将学生带入特定的情景中分析和解决问题再得出诊断,在这样的医案中,可以探讨整体与部分的关系,如何抓住问题主要矛盾的方法。在案例讨论过程中,在学生掌握望诊重点的同时,教师亦可引导学生如何在日常生活中锻炼自己的望诊能力。

(二)运用"助产士"的教学方式,引导学生通过医案学习望诊

在教学过程中,"助产士"教学法可以采用学生主导的分享与分析方式。鼓励学生分享他们对医案的观察和理解,从而激发他们主动参与的积极性。通过系统地分析医案中的各个方面,包括舌诊、脉诊、望诊等,学生能够全面理解病情,提升对综合医学的思考能力。引导性问题的提出也是教学的关键环节。发人深省的问题能够引导学生深入思考望诊的原理、应用和临床意义,从而提高他们的学习深度。互动式的讨论则通过学生之间的交流,促进他们从不同角度思考问题,培养多样性医学思维。

(三)实践性学习是巩固知识的有效手段

在讨论中加入模拟望诊的环节,让学生亲自操作,通过同学之间的互动检查和提出建议,加深对望诊技能的理解。同时,提供临床实践的机会,让学生能够将理论知识应用到实际工作中,形成更为深刻的印象。

最后,及时的反馈和总结是整个教学过程的收尾。学生之间的互评和老师的专业反馈能够促进学生改进望诊技能和提高医案分析能力。小结讨论环节则有助于学生分享彼此的收获和体会,形成学习闭环。

通过这种综合的教学方式,有效引导学生通过中医医案的讨论来学习望诊。这样的教学不仅培养了学生的分析思维、团队协作和实践能力,同时使他们更好地理解和运用中医的望诊技能。

三、教学效果

(一)教学目标达成度

1. 认知目标　教学中是否明确了中医望神的基本概念、原理和应用,学生是否能准确理解中医望神在中医诊断中的作用。

2. 技能目标　教学是否注重培养学生的望诊技能,包括对面色、目色、眼底等观察技巧的训练。学生是否能够独立运用中医望神进行初步诊断。

3. 实践目标　学生是否能够将中医望神应用于实际临床实践中,例如能否从望诊中获取有价值的诊断信息,并将其整合到综合诊断中。

(二)教师反思

教学方法:教师是否采用多样化的教学方法,如讲解、示范、实操等,以提高学生对中医望神的理解和掌握。

案例引入:教学中是否引入真实案例,帮助学生理解中医望神的实际应用场景,提高学习的实用性。

反馈与指导:教师是否及时给予学生针对性的反馈,帮助其纠正望诊中可能存在的误区,提高学习效果。

（三）学生反馈

理解程度：学生对中医望神的理解程度如何，是否能够准确解释望诊中观察到的现象，并能与中医理论相结合。

技能掌握：学生在实际操作中是否能够熟练运用中医望神技能，是否能够准确识别面部、眼部等区域的变化。

实践应用：学生在实际诊疗过程中是否能够运用中医望神对患者进行综合分析，提高诊断的准确性。

案例三 望诊断病与防微杜渐

一、案例

课程思政教学示例：见微知著，上医治病防未然

中医历来主张防大于治。两千多年前，《黄帝内经》中提出"上医治未病"，即医术最高明的医生治疗还没有发生的病，是能够预防疾病的人。张仲景经过数十年的努力，写成了传世巨著《伤寒杂病论》，这是继《黄帝内经》之后，又一部十分有影响力的光辉医学典籍。书中确立的"辨证论治"原则，是中医临床的基本原则，是中医的灵魂所在。要治病更要防病，预防是最经济最有效的策略，最高明的医生是在人生病之前就预防。《千金要方》中云："消未起之患、治未病之疾，医之于无事之前。"意思是，在疾病未起时就消除它，在疾病未成重症时就治愈它，在疾病到来之前就加以预防。

《鹖冠子》中记载了春秋战国时期神医扁鹊三兄弟治病的故事。魏文侯求教于扁鹊，询问他家兄弟三人中谁的医术最好。扁鹊回答说："长兄最善，中兄次之，扁鹊最为下。"在扁鹊看来，大哥因治病于病情发作前，名气才无法传出去，能治未病正是大哥的医术高超之处。高明或有远见的智者，往往是在疾病没有蔓延或症候未显现的时候就能及早干预，防患于未然，提前做好防护，这样便可以防止疾病的发生或蔓延。

在中国医学史上"见微知著"的典型案例是"扁鹊见蔡桓公"，扁鹊通过望诊发现蔡桓公病变在腠理之间。但是蔡桓公对此嗤之以鼻，并拒绝接受医治，结果使病情加重，无法挽回。因此，其在中医学中的含义不仅仅局限于诊断和治疗疾病，更涉及更高层次的治未病。清代医家程钟龄曾说："病至思治，末也；见微知著，弥患于未萌，是为上工。"医生应该通过观察微小的迹象来预测疾病的发展趋势，及早干预，将疾病扼杀在萌芽状态。西晋皇甫谧《针灸甲乙经》序中还记载了张仲景与建安七子王粲的故事，"仲景见侍中王仲宣时年二十余。谓曰：'君有病，四十当眉落，眉落半年而死。令含服五石汤可免。'仲宣嫌其言忤，受汤勿服。居三日，仲景见仲宣谓曰：'服汤否？'仲宣曰：'已服。'仲景曰：'色候固非服汤之诊，君何轻命也！'仲宣犹不信。后二十年果眉落，后一百八十七日而死，终如其言"。张仲景见到建安七子之一的王粲，断定他有病，让他含服"五石汤"来治疗。然而，当时王粲正值年轻气盛之时，嫌张仲景言辞不恭，认为他是在炫耀自己的医术,虽然接受了药方,却未认真吃药。四十岁左右,王粲果然出现了张仲景所说的症状,已经悔之晚矣。"观色知病",张仲景从病人的表象就能预知其以后的结果,可见其医术之高。而病人有病却盲目自信,讳疾忌医,不及时治疗,终于使病情恶化而身亡。由此可见,预防"生病",外力固然重要,但内因是关键,如果自身冥顽不化,就算有医者提醒,若听不进逆耳忠言,喝不下苦口良药,仍会病入膏肓。

对待疾病需如是,对待人生亦如是。子贡曰:"君子之过也,如日月之食焉。过也,人皆见之;更也,人皆仰之。"人非圣贤,孰能无过,但可贵之处在于知错就改。道德修养的过程实质上是自我反省、持续向善的过程。"千里之堤溃于蚁穴",在日常生活中,人们往往对各种细微错误的防范不够重视,犯下小错误却无自知之明,这些小错误最终可能带来灾难性后果。大学阶段是价值观念塑造的重要时期,在教学过程中应该引导大学生根据社会主义核心价值观的指导原则时刻自我反省,严格规范自身的行为,及时纠正自身的错误,从而防患于未然,避免走上错误的道路。

二、教学设计与实施过程

(一)医案设计着重细微观察和分析

课程设计强调学生对病例的详尽观察和分析。在选择医案时,应包含患者病情状况的各个细节,以便学生能体察到微小但重要的特征。教学过程中,鼓励学生从中医望诊的角度仔细观察患者的面色、舌苔等微妙变化,以掌握疾病的特殊迹象。通过引导学生深入研究,探讨微小特征与病情发展的关联,让学生体会到"见微知著"的观察能力在望诊中的重要性。

(二)拓展学生思维的深度。

课程设计要求引导学生深入思考微妙变化的内在含义。通过课堂讨论和案例分析,教师可以提出问题,激发学生对微小变化背后深层次原因的思考。例如,面色红可能代表着气血运行异常,舌苔微黄腻可能暗示着湿热内生等。这样的思考能够培养学生发现微小变化并从中推断疾病情况的能力,符合"见微知著"所倡导的精神。

(三)实践与反馈促进望诊技能的提升

课程设计侧重于通过实践来提高学生的微妙观察技能。在课堂中,加入模拟望诊的实践环节,让学生亲自操作、观察和分析,通过与同学讨论和交流,不断提升他们的望诊能力。同时,教师及时给予反馈和指导,帮助学生认识到微妙变化在望诊中的重要性,并指导他们如何更好地应用"见微知著"的思想。

通过以上设计和实施措施,中医望诊课程能够更好地体现"见微知著"的思想。培养学生细致观察、深入分析的能力,让他们从微小的症状中洞察疾病的本质。

(四)经典著作穿插教学

结合经典中医著作,引用古文句段对望诊的基本原理和方法进行阐述。如《内经》中关于面色的描述:"色见青如草兹者死,黄如枳实者死,黑如炲者死,赤如衃血者死,白如枯骨者死,此五色之见死也。青如翠羽者生,赤如鸡冠者生,黄如蟹腹者生,白如豕膏者生,黑如乌羽者生,此五色之见生也。"通过讲解经典著作,引导学生思考望色中光泽的意义。

通过经典著作的学习,有利于学生调节自己的身体健康,古人因苦读而损害眼睛健康的现象颇为普遍,如何养生明目以助读书,是从古至今备受关注的问题。《审视瑶函》中记载了一则典故,"晋范宁尝苦目痛,就张湛求方,湛戏之曰:古方宋阳子少得其术,以授鲁东门伯,次授左丘明,遂世世相传,以及汉杜子夏,晋左太冲,凡此诸贤,并有目疾,得此方云:省读书一,减思虑二,专视内三,简外观四,早起晚五,夜早眠六,丸六物,熬以神火,下以气节蕴于胸中,七日,然后纳诸方寸,修之一时,近能数其目睫,远能视棰之余,长服不已,非但明目且亦延年。审如是而行,不可谓之嘲戏,亦奇方也。"这句话曾被后世医书多次引用,张湛虽有嘲谑之意,但"损读书,减思虑……"六条原则,毫无疑问均有益于身心,若长期坚持,可期明目之良效。毕竟"生病起于过用"(《素问.经脉别论》),无论何种养生方法,必以适度节制、防止"过用"为首要。鉴于此,适当安排读书时间,尽量减少不必要的视力劳损,当可收到护眼之功。增加趣味性的同时,可以让学生将养生落实于生活,促进知行合一。

三、思政教学效果

(一)教学目标达成度

通过以上教学设计和实施,学生达成有关知识目标、能力目标和思政目标。学生能够掌握望诊的基本原理和方法,能够通过观察、分析和诊断神、色、形、态、舌象等指标;能够将望诊结果与中医辨证相结合,制订个体化的治疗方案;能够思考中医望诊的优势和特点,并注重医患关系和患者权益保护。

(二)教师反思

学生对琐碎的知识点很容易遗忘。教师要在讲课时注意前后章节在知识上的内在联系,适时地不断重复、总结,并不时提问来测试学生的复习效果。要求学生及时复习和预习,把握有效学习时间,可随时记录发现的问题或与老师及时沟通。课下加强与学生的交流和沟通,及时了解学生学习的情况,提供多种师生交流的途径,如短信、电话、QQ留言、互加微信等方式。学生可能被一些假象所迷惑,如对于假神与疾病的好转不易分辨,对患者的面色、唇色进行望诊时忽略化妆因素导致假象的产生;观察时不全面,遗漏信息;忽略非疾病因素的影响,如人的面色由于遗传、种族、季节、时辰、地理环境、饮酒、情绪等因素的影响而有相应的变化,应注意鉴别。同时强调中医的诊治特点和医德医风,通过名医医案的引导,培养学生的治疗态度和方法,将文化自信、人文关怀等思政元素潜移默化地渗透到学生们的思想政治教育中。

(三)学生反馈

中医望诊教学内容丰富、有趣,实践操作训练让学生对望诊技能有了更深入的理解,同时通过名医医案的描述,减少了学习的枯燥感,充分调动了学生学习的自主能动性。

第三章 闻 诊

闻诊是指医生通过听觉和嗅觉诊察疾病,了解病情的一种诊断方法。闻诊是中医诊察疾病的重要方法之一,颇受历代医家重视。据甲骨文有关记载,早在殷商时代人们就已认识到"疾言",即语言方面的疾病,这类疾病需要通过闻诊来诊断。在《内经》中就有根据患者发出的声音来测知体内病变的记载,如《素问·阴阳应象大论》提出五音、五声应五脏的理论,《素问·五脏生成》中"五脏之象,可以类推;五脏相音,可以意识;五色微诊,可以目察"明确提出了五脏相音,听声诊病的理论。《素问·脉要精微论》中"声如从室中言,是中气之湿也,言而微,终日乃复言者,此夺气也……"说明可从声音、语言、呼吸等方面来判断疾病过程中正邪盛衰的状态,为闻诊奠定了理论基础。东汉张仲景在《伤寒论》中也以患者的语言、咳嗽、喘息、呕吐、呃逆、肠鸣、矢气、呻吟等声响作为诊察疾病、探究人体病理变化的主要内容,并将闻诊理论与临床实践结合起来,使闻诊在《内经》的基础上得到了进一步的提高。

一、教学目标

1. 知识目标
(1) 能辨别正常声音及病变声音。
(2) 掌握咳嗽、哮、喘、谵语等的临床意义。
(3) 掌握发声、呼吸、语言的高低、强弱、清浊等变化的临床意义。
(4) 掌握呕吐、呃逆、嗳气等声音的临床意义。

2. 能力目标
(1) 通过听声音学习咳嗽、哮、喘、谵语等的临床意义。
(2) 能够观察并判断发声、呼吸、语言的高低、强弱、清浊等变化的临床意义。
(3) 掌握呕吐、呃逆、嗳气等声音的临床意义。
(4) 通过课上提问、启发思维,调动学生在中医思维的框架内积极思考,培养学生发现问题、分析问题的能力。利用课下各种形式的互动,培养学生利用多种信息资源的能力和自主学习的能力。

3.思政目标

(1)通过学习闻诊的方法、内容、意义,激发学生对中医技能的学习兴趣。

(2)通过对正常声音及气味和病理声音及气味等的学习,鼓励学生进行探究式学习。

(3)通过课下讨论交流和布置作业的形式,培养学生主动学习的能力,加强知识的内在转化。

(4)通过病证的命名来源融入传统文化教学,培养学生辩证思维,独立思考能力,提升学生的个人修养和处事态度。

二、相关知识板块的思政元素分析

(一)整体思维

闻诊是中医诊察疾病的重要方法之一,早在殷商时期人们就认识到语言方面的疾病需要闻诊来诊断。通过听声音,可反映人体脏腑功能活动和气血津液的盛衰。十四五规划教材中也论述了许多从声音、语言、呼吸等方面来判断疾病过程中正邪盛衰状态的经典条文,为闻诊在临床中的实践运用奠定良好基础。这些都体现了中医诊断在临床中的重要意义,课堂上老师对这些内容进行讲述,可以由浅入深并结合病案分析讲解,立体化多方面地建立学生的中医思维,树立中医自信观念。

(二)辩证思维

在中国传统医学中,语言不单单作为人们交流沟通的媒介,也可指导医者辨病论治。作为老师,应培养学生的辩证思维模式,从发散思维的方式多角度看待问题和理解疾病的病理状态。学生则是通过学习和临床实践得出语言在中医的独特性以及语言对临床的指导意义,了解事物的多面性,在学习上应该多学、多问、多探索,保持一颗好奇心。老师在讲解过程中,也应该激发学生的学习兴趣,从生活中入手,贴近学生生活实际,使学生身临其境,从而加深学生的印象,培养学生辩证看待事物的思维模式。

(三)全局观

语言是人体的一部分,在生活中,不光要关注声音的变化,语言表达清楚与否、吐字清晰与否、应答能力是否异常都要密切关注。在课堂讲述病例时,须结合病例充分展现语言的魅力,当身体变化不显著时,语言的异常与否应该引起医者的重视;展现临床疾病的复杂性、曲折性,激发学生对疾病的深入求知欲,培养学生的全局观和忧患意识。

案例一 喑哑和失音与制度自信

一、案例

党的十八大以来,以习近平同志为核心的党中央坚持把科技创新摆在国家发展全局的核心位置,强化创新驱动顶层设计、前瞻谋划和系统部署。各地区各部门全面贯彻新发展理念,深入实施创新驱动发展战略。我国科技实力显著增强,创新体系逐步健全,创新能力迈上新台阶,与世界前沿水平差距不断缩小,国家创新能力综合排名上升至世界第12位。科技创新引领高质量发展,服务国家重大战略需求,改善民生福祉,护航人民生命健康,为全面建成小康社会提供了重要支撑,成为开启复兴新征程、塑造发展新优势的有力保障。我国经济社会发展取得了新成就,经济增长率明显高于世界平均水平,居世界主要经济体前列。我国对世界经济增长的贡献居全球首位。国内生产总值稳居世界第二位,占世界经济总量的比重逐年提升。供给侧结构性改革深入推进,发展质量和效益不断提升,数字经济等新兴产业蓬勃发展,基础设施建设快速推进。农业现代化稳步推进,城镇化健康发展,区域发展协调性增强。创新型国家建设成果丰硕,开放型经济新体制逐步健全。在经济建设、全面深化改革开放、政治建设等方面,我国经济发展平衡性、协调性、可持续性明显增强,国家经济实力、科技实力、综合国力跃上新台阶。我国经济迈上更高质量、更有效率、更加公平、更可持续、更为安全的发展之路。

作为一个拥有14亿人口的大国,中国必须坚决维护国家的主权和领土完整。主权和领土完整是国家独立的基础,也是国家安全和发展的根本保障。对于一个拥有丰富资源和广阔市场的国家来说,任何针对主权和领土完整的侵犯都是不能容忍的。对于近年来国外势力的频繁骚扰与挑衅,中国政府做出了强有力的回应。中国外交部多次表明了对主权和领土完整的坚决立场。面对任何挑衅和侵害,中国绝不会退让,将采取一切必要措施保护自己的主权利益。中国坚信,在国际法和公正原则的指导下,平等对话和协商是解决争端的最佳方式,但对于那些无法通过和平手段解决的情况,中国将采取必要的行动,维护国家的尊严和利益。

党的十八大以来,党和国家始终坚持马克思主义,坚持中国特色社会主义道路。各项事业发生新的历史性变革,改革开放和中国式现代化建设取得新的历史性成就,我国的经济实力、科技实力、综合国力、国际影响力持续增强。对境外势力的骚扰与挑衅不断做出强有力的回击,维护国家领土主权的完整,维护国家切实利益不被侵犯。

音哑与失音的病因病机有"金破不鸣""金实不鸣"的说法,语声嘶哑为音哑,语而无声者为失音,古称"喑"。新病音哑或失音者,多属实证,多因外感风寒或风热袭肺,或痰湿壅肺,肺气不宣,清肃失司所致,即所谓"金实不鸣"。久病音哑或失音者,多属虚证,多因各种原因导致阴虚火旺,或肺气不足,津亏肺损,声音难出,即所谓"金破不鸣"。如《景岳全书·杂证谟》卷二十八曰:"声由气而发,肺病则气夺,此气为声音之户也。肾藏精,精化气,阴虚则无气,此肾为声音之根也。"

究其病因为新病感受外邪侵扰,或久病肺气不足或津亏不足等虚症。《素问·刺法论》说:"正气存内,邪不可干。""金实不鸣"为正气不足导致不足以抵抗外邪而致病,"金破不鸣"因内部虚损而导致音哑与失音。国家产生内忧外患与之同理,国家内部空虚,百废待兴而导致国家千疮百孔,社会动荡不安自然谈不上抵御外国侵略。自新中国建立以来,党领导人民建立和完善了中国特色社会主义制度。党的十八大以来,中国特色社会主义进入新时代,在中国共产党领导下,立足基本国情,以经济建设为中心,坚持四项基本原则,坚持改革开放,解放和发展社会生产力,建设社会主义市场经济、社会主义民主政治、社会主义先进文化、社会主义和谐社会、社会主义生态文明,促进人的全面发展,逐步实现全体人民共同富裕,建设富强、民主、文明、和谐、美丽的社会主义现代化强国,实现中华民族伟大复兴。我国综合国力得到显著提升,在世界上的话语权显著提升,同时更有底气与力量与境外势力对我国主权的侵犯进行强有力的反击。今天我们来之不易的国泰民安,人民生活的蒸蒸日上,国家影响力、话语权的显著提升,离不开对中国特色社会主义制度的坚持,因此我们应当有足够的制度自信。

二、课程设计与实施过程

(一)时政结合式教学

讲述疾病之前,以时政信息作为切入点,时政来源可参考时事新闻以及会议纪要,选取适合本次教学的时政信息,同时结合疾病相关病因病机,引导学生了解时政、学习疾病的同时学习思政知识,同时与学生互动引导学生独立将时政与疾病的病因病机相结合,增加学习的趣味性、全面性、灵活性。

(二)典故事例式教学

在介绍历史典故以及历史事件的前提下,结合疾病特点,引出历史典故或历史事件的教育意义。例如列出忧患意识的相关典故,引导学生自觉产生忧患意识,同时以呃逆为例,点明可能会被忽略的疾病却是疾病转危或愈后情况的关键。从而使学生在了解历史以及补充忧患意识的同时更加关注疾病的变化细节。

三、教学效果

(一)教学目标达成度

1.过程方法目标　以时政信息或历史典故为切入点,调动学生学习积极性,引导学生多方面思考问题,多角度考虑问题。

2.知识与技能目标　通过对疾病病因病机和辨证论治的学习,更生动形象深刻地理解病因病机以及疾病的治疗。

3.情感态度目标　通过本节课的学习,学生能养成多方面思考问题的习惯,关注国家大事、国际时事,树立民族自信、文化自信、制度自信、道路自信,成为有作为、有担当、有责任、有能力的中医工作者。

(二)教师反思

注重案例选取的趣味性、贴合性,在实现传授知识和训练技能的同时,鼓励学生博采众长,多方面、多角度学习知识,了解时事。将责任感、创新性、大局观等思政元素自然而然地渗透到学生们的思想政治教育中去。

(三)学生反馈

学生认为此种方式能让知识的学习更加生动有趣,使自己考虑问题的角度更加全面,学习的积极性得到了很大程度的提升,教学目标完成度较之前提高。结合思政教育更加提高了学生的综合素质。

案例二 郑声与辩证思维

一、案例

（一）课程思政教学示例一：命名源流–辩证思维

郑声由孔子提出，《论语·卫灵公篇》中言："颜渊问为邦。子曰：'行夏之时，乘殷之辂，服周之冕。乐则《韶》《舞》。放郑声，远佞人。郑声淫，佞人殆。'"《论语·阳货》中说："恶郑声之乱雅乐也，恶利口之覆邦家者。"孔子的言论中明确提到"郑声淫"，并提倡"放郑声"，结合孔子的弟子子夏言："郑音好滥淫志，宋音燕女溺志，卫音趋数烦志，齐音敖辟乔志。"（《礼记·乐记》），此后的学者则多数认为郑声淫乱、淫邪、荒淫无度。而现代学者从郑声产生的地理、历史、政治、审美等多个角度进行分析，得出：一是郑声概念的内涵有一个发展变化的过程，基本上是由小到大，即由一国之民间歌曲逐渐扩大，最终成为所有民间音乐的代名词。二是郑声的概念有狭义、广义之分。狭义的郑声指郑国的民间音乐，广义的郑声则指所有的民间音乐。无论是孔子的言论，还是后代学者对郑声的内涵探析，都无法与中医学中的"郑声"产生联系。然而在探析郑声的发展过程中可知，在先秦时期，郑声指代的是郑国的民风歌谣；到两汉时期，郑声为涵盖一切的通俗音乐；在隋唐时期，郑声为民间音乐。郑声的演变过程是由盛到衰的，是从单单指郑国的民间音乐，变成泛指一切的亡国之音、靡靡之音。这种语言由盛到衰的发展，正对应患者神志不清、语言重复、时断时续、语声低弱模糊的症状。由此，便称这种病理状态下的语言为"郑声"。从这种命名方式可知，郑声的病因病机以"虚"为主，故《伤寒论》谓"虚则郑声"。从郑声的发展过程中可知，没有任何事物是一成不变的，事物具有不确定性。辩证法思维强调，在面对处理事物的过程中，思维不能一成不变地拘泥于设想，而要有变通的心态，做到不断调整，从而使解决办法更加完善，灵活处理某一问题的不同层面。由中医病理状态的命名可知，中医"郑声"以虚为主的病因病机，符合郑声作为郑国雅乐变为靡靡之音的衰败规律，从辩证思维模式探索可知，了解事物变化过程，可把握其发展规律，在不同的事物中，可有相同的发展规律。故从中医病证命名中可探寻出辩证思维模式。

（二）课程思政教学示例二：临床表现–全局观、忧患意识

论述中医郑声，要以临床病案为例，与学生进行互动，以提问的形式让学生主动探索身体虚弱的患者有何临床表现？将郑声与中医经典结合，对病例之中的虚弱之象进行阐释。郑声为邪音，不正之音，金成无己注曰："伤寒郑声，为邪音也。"成氏《伤寒明理论》中详解"孔子曰：恶郑声之乱雅乐也。又曰：放郑声，远佞人。郑声淫，佞人殆。是谓郑声，为不正之音也。伤寒郑声者，则其声如郑卫之音，转不正也"。郑声为声低无力，不相接续，此意未言郑声有重复之意。元王好古曰："郑声者，声战无力，不相接续，造字出于喉中，即郑声也。"清王士雄曰："瘥后，声颤无力，语不接续，名曰郑声。"郑声为声音低微，语言重复之意。仲景在条文后自注："郑声，重语也。"《伤寒论辑义》中言"重"字为重复

之意,"重语,当是絮絮叨叨,说了又说,纲语呢喃,声低息短,身重恶寒。"清汪苓友言:"重平声,郑声者,语声转而重复,故仲景以重语作郑声注脚也。"清张璐:"郑声重语也。重语者,字语重叠不能转出下语。"清吴坤安:"郑声为虚,故音短而细,只将一言,重复呢喃也。"郑声作为语言异常证中的一种见症,在对神志病证的诊治中具有重要的作用。通过对郑声的分解探索郑声的整体含义,培养学生从一部分问题的讲述看到整个"大局"的能力,亦是对学生大局观的培养;讲述常见的临床表现对疾病具有启示作用,培养学生的忧患意识。

二、课程设计与实施过程

(一)以历史故事入教学

讲述郑声之前,以历史朝代顺序对郑声的内涵进行探析,了解郑声的发展规律,把握中医郑声的病因病机,结合辩证思维,掌握事物发展规律。

(二)医案引导式教学

以多个"郑声案例"为主线,结合十四五规划教材及教学大纲,在尊重课本的基础上,渐进地对病因病机、辨证诊治进行讲解。采用总分总形式,从经典古文对头痛概念进行总述,古文、医案结合对各病因病机、辨证诊治进行串联,将知识点连贯起来,结合师生问答互动、布置开放性课后作业,培养学生对郑声的认识,调动学生积极性,由小见大,培养学生大局观和忧患意识。

(三)结合数字信息化技术

结合教材,从报纸、书籍、网络资料等渠道获取影像资料,以临床视频配合讲解为启发,激起学生学习兴趣,将理论知识变成更加立体生动的视频等方式。多媒体课件集文字、图像、动画、声音于一体使教学内容变得生动、形象、具体,激发学生的学习兴趣,利用图表法促进学生记忆。

三、教学效果

(一)教学目标达成度

1.过程方法目标　通过本节课的学习,学生对于郑声的认识更加充分,经典古籍配合临床医案使学生中医哲学思维及临床实践能力得到提升。

2.知识与技能目标　通过学习郑声的病因病机,掌握事物发展的基本规律。

(二)教师反思

注重培养学生自学能力,在对课本内容进行串联整合的同时,强化自主学习能力,同时增加医案解析的重要性,实现学生理论知识与实践能力在课堂上的"并驾齐驱",结合医案将辩证思维、大局观和忧患意识等思政元素潜移默化地渗透到学生们的思想政治教育中去。

(三)学生反馈

立体生动的教学方式很好地引起了学生的求知欲,问答形式能减少学生思想不集中的情况,医案穿插使知识点紧密联系,减少了学习的枯燥感,充分调动了学生学习的自主能动性。

案例三　言謇与仁爱之心

一、案例

(一)课程思政教学示例一:仁爱之心

中华文化的核心和精髓是中华传统美德,概括起来就是"孝悌忠信、礼义廉耻、仁爱和平"十二个字。中华优秀传统文化是中华民族在长期的历史发展中积淀下来的宝贵精神财富,不仅蕴涵着丰富的人生哲理、道德修养,还蕴藏着丰富的思想政治教育资源。这些优秀传统文化的理论思维成果不仅有益于增强思想政治教育内容体系的民族性、多样性,也有益于促进思想政治教育实践活动对历史经验的自觉借鉴,从而增强思想政治教育活动。言謇主要临床表现为吐字困难或吐字不清,多由中风导致。对于言謇的患者,要有仁爱之心,要有耐心。在临床的各种病案之中,可以言謇作为中风的重要判断标准辨析患者是否中风。与常规西医检测不同,中医主要根据临床表现和望闻问切辨病论治,并且取得了不错的临床效果。由此可知,中医作为中华优秀传统文化的一部分,对临床工作有极大的实用性,智慧性。

(二)课程思政教学示例二:人文关怀

《大医精诚》中提到:"凡大医治病,必当安神定志,无欲无求,先发大慈恻隐之心,誓愿普救含灵之苦。若有疾厄来求救者,不得问其贵贱贫富,长幼妍蚩,怨亲善友,华夷愚智,普同一等,皆如至亲之想。亦不得瞻前顾后,自虑吉凶,护惜身命。见彼苦恼,若己有之,深心凄怆。勿避险巇、昼夜寒暑、饥渴疲劳,一心赴救,无作功夫形迹之心。如此可为苍生大医,反此则是含灵巨贼。"荀子说:"水火有气而无生,草木有生而无知,禽兽有知而无义;人有气、有生、有知,亦且有义,故最为天下贵也",说明作为人,对待人需要有思想、有情义。而作为医生,在行医中更须知晓人文,富于情义。医患关系是一个复杂而重要的关系。作为医生,我们需要具备专业的知识和技能,同时还需要具备良好的沟通能力和同理心,以理解患者的需求和情绪。患者在疾病面前往往会感到焦虑和恐惧,他们需要医生的安慰和支持。同时须知,医学是科学,更是社会学。医生治病时,除利用科技手段外,还有很多能够影响患者的感受和疾病、健康的因素。任何时代的医生都应当知道,在当代被视为高科技的医疗技术,在未来都会被认为是粗浅可笑的。患者可以从医生那里获取的,除了相对"高端"的技术,更重要的是人文关怀,安慰和支持。医生千万不能只关注医疗科技手段,人文关怀也是医务工作者必备的基本素养。医学作为以人为基本对象的科学,天生具备"人文"属性。医生的人文素养包含着对于人生价值的判断、人生意义的讨论,医生看病的过程不仅是解决病症本身,更是对于患者心灵的关怀、心理健康的重塑。医学人文关怀要求医务人员以人道主义精神关注和关心患者的生命、健康权利和人格尊严。医生需要换位思考,站在患者角度,理解患者对死亡的恐惧、被疾病折磨的痛苦,明白患者真正的需求及家属的期望。

临床上,言謇指神志清楚、思维正常而吐字困难,或吐字不清。因习惯而成者,不属病态。病中言语謇涩,每与舌强并见者,多因风痰阻络所致,为中风之先兆或后遗症。《临证指南医案·中风·华岫云按》说道:"若肢体拘挛,半身不遂,口眼㖞邪,舌强言謇,二便不爽,此本体先虚,风阳夹痰火壅塞,以致营卫脉络失和。"中风后遗症包括筋脉挛痛、肢体麻木、行走不便、腰腿酸痛、头痛头昏、说话不清、吞咽困难等。偏侧瘫痪、痴呆(血管性)、大小便失禁、半身不遂、口眼歪斜、言语障碍、共济失调、头晕、进食呛咳、各种感觉障碍、偏盲、认知功能障碍、情感障碍、癫痫发作等,还包括精神和智力障碍,如人格改变、消极悲观、郁郁寡欢、精神萎靡、易激动等。此类患者多因自身疾病问题而感到自卑,进而转为易怒,急需亲人和医者的有效引导与调节。作为中医工作者,在刚开始学习中医时我们就被要求背诵《大医精诚》。医术与医德,我们总被要求先立德再学术,与做事先做人一个道理。我们只有在学习专业技能、为群众服务时怀着一颗赤诚热忱之心才能在正确的道路上不断进步。医学人文关怀属于医学人文的范畴,强调对待他人的善行和在医学研究、临床治疗中的伦理价值,要求医务人员以人道主义精神关注和关心患者的生命、健康权利和人格尊严,要求在治疗疾病时既要提供医学科学服务,又要兼具医学人文服务。在当今时代,社会压力增大,焦虑情绪蔓延,则更需要医学工作人员给予脆弱的病人以人文关怀。医者时刻不忘人文关怀才可赢得患者信任,使患者更加积极配合治疗。因此人文关怀已成为如今医疗工作中必不可少的一项技能,需要医者从医德做起,发自内心地视患者"皆如至亲之想"。

二、课程设计与实施过程

(一)中国文化为切入点教学

以中华优秀传统文化为切入点讲解中医言謇,讲述言謇在临床上的重要性,以及言謇对患者疾病的启示作用,采用病案结合的方式,讲解临床中医治疗的效果,激发学生的爱国热情,文化自信。

(二)中医经典引导式教学

中国传统医学有上千年的历史,古人对医者的培养不仅要求医术精湛,更要求医者仁心。在教学过程中,可选用古籍经典语句结合当代思想政治元素探讨言謇患者的人文关怀,培养学生良好的医德医风。

(三)结合数字信息化技术

结合教材,从报纸、书籍、网络资料等渠道获取影像资料,以临床视频配合讲解为启发,激发学生学习兴趣,视频、多媒体课件集文字、图像、动画、声音于一体使教学内容变得生动、形象、具体,激发学生的学习兴趣,利用图表法促进学生记忆。

三、教学效果

(一)教学目标达成度

1. 过程方法目标　由传统文化入手,制订本节课的讲解流程,使学生对言謇的认识更加充分,经典古籍配合临床医案的方法使学生中医哲学思维及临床实践能力得到提升。

2. 知识与技能目标　通过对言謇病因病机的认识,培养学生良好的医德医风。

(二)教师反思

培养学生的医学技能的同时,更需要注重对学生的思想政治教育。从教材学知识,从课堂学政治,中医教学应该与思想政治相结合才能更好地培养出有用之才。注重培养学生自学能力,在对课本内容进行串联整合的同时,强化自主学习能力,结合医案和中医古籍经典条文,将文化自信、人文关怀等思政元素潜移默化地渗透到学生们的思想政治教育中。

(三)学生反馈

中医与思想政治结合教学,双向教学的方式培养学生正确的思维模式;医案、时政的穿插教学减少了学习的枯燥感,能充分调动学生学习的自主能动性。

案例四　咳嗽与全局观

一、案例

(一)课程思政教学示例一:整体观念与全局观

从讲解"咳嗽"基本概念入手,分别解释何为"咳",何为"嗽",并讲解咳嗽的病因。从古籍中阐释咳嗽的症状,如《素问·咳论》中指出:"五脏六腑皆令人咳,非独肺也。"由此可见,引起咳嗽的原因很多,其他脏腑的病变,也会影响肺气的肃降引起咳嗽。如心火亢盛,木火刑金,肺肃降失常,发而为咳。脾土不足,无力生金,金虚而为咳。在临床实践中,不但要听咳嗽声音,为了进一步明确病证的虚实寒热,还要结合其他兼症。培养学生的整体观念和全局观,更加全面地认识疾病发生发展及相关症状。

(二)课程思政教学示例二:中医思维与文化自信

在了解咳嗽的基本病因病机后,除了举例日常中常见的咳嗽症状,还需要掌握一些特殊的咳嗽声音。如咳嗽连声不绝,连续剧咳10～20次后,随后猛吸气时,喉间出现"回气声"如鹭鸶叫声,名为"顿咳",又名"百日咳"。又有咳声如犬吠,吸气困难,喉部肿胀,见有白色伪膜,此为"白喉",是时行疫毒攻喉,气道不畅所致,属于疫邪内侵的烈性传染病,可危及生命。将中医象思维应用到教学中,采用幻灯片的形式,向学生介绍这两种特殊的咳嗽声音。还可以采用视频演示或互动模仿,来调动学生参与课堂的积极性,增加课堂的趣味性。进一步引导学生学会运用生活中常见的形象和事物来理解和学习中医知识,体会到学习中医的乐趣,增强学习中医文化的自信。

(三)课程思政教学示例三:理论与实践相结合

在掌握基础的理论知识后,在课堂上还可穿插一些简单的案例,引导学生分析病案中的病因、病机、病性、病位等,从而巩固所学知识,使知识点更加丰富立体。例如武维屏教授从肝论治咳嗽变异性哮喘六法,认为对气机调节最关键的脏腑是肝肺,肝木和肺金之间存在相互制化、胜复的关系。以此回顾了五行、五脏之间的关系及气机升降等相关知识,加深了对中医理论内涵的理解。还可在老师的带领下学习当代名家医案,如李灿东治疗咳嗽医案四则,引导学生从名医医案中进行临证学习,拓宽学生学习思路,并培养救死扶伤、仁心仁术的医德医风。

二、教学设计与实施过程

(一)经典古籍引证教学

授课时参考《黄帝内经》《伤寒杂病论》《景岳全书》等经典医书,讲解辨咳嗽的相关知识点时不断引用相关古文,逐渐树立学生勤求古训的中医求知观。在分析咳嗽病因病机、辨证要点等环节不断强化学生中医文化自信,有理有据地增加中医人的信心。在不断传承前人经典的基础上,还能够开创突破,以辩证的角度看待问题,勇于提出自己的想法和见解,为发扬中医中药打下坚实基础。

(二)图文互动式教学

教学时在注重课本基础内容的讲解上结合图片动画音频,进一步加深对知识的理解和记忆。引导学生积极参与到课堂的互动当中,分辨干性咳嗽与湿性咳嗽的一些表现,学生可潜移默化地形成知识点的对比记忆,在增加教学趣味性的同时丰富了教学方式,增强了临床实践能力。

(三)名医为榜样

运用知网、万方、中医药系列期刊对当代名医及中医古籍医案诊治咳嗽的经验进行收集整理,筛选经典有趣医案,分析医学名家对咳嗽的认识。在授课结尾,作为点睛之笔,要将理论进一步实践化,以案例启发临床,增加趣味性,结合多媒体资料立体化教学,促进学生知行合一。

三、教学效果

(一)教学目标达成度

1. 过程方法目标　全程突出听声音辨咳嗽的悠久历史和经验优势,以中医经典论述贯穿整个课时,达到增强学生中医文化自信的目标。

2. 知识与技能目标　通过对咳嗽的辨证学习,达到能辨明咳嗽性质并结合其他临床表现判断病性的目的。

3. 情感态度目标　通过本节课的学习,学生了解到中医四诊中闻诊的重要性,培养了自身的中医整体观。

（二）教师反思

注重培养学生逻辑思维能力，用中医思维方式去学习中医，增加理论知识与临床实际情况的结合点，让课本理论符合临床需求，使学生对课本知识形成更加深刻的图形印象，为以后的临床实践打下坚实的基础。

（三）学生反馈

古文论述的大量举例促进学生对咳嗽的认识，提高其学习中医传统文化的自信，能自觉拥护中医传承。上课时的多种图文动画增加了学习的乐趣，增加了记忆的准确和深刻程度。

案例五　呕吐与文化自信

一、案例

（一）课程思政教学示例一：全局观念

呕吐是指食物、痰涎等胃内容物上涌，由口中吐出的症状，是胃失和降，胃气上逆的表现。呕吐是指有声有物；有声无物，又称干呕或"哕"。引起呕吐的原因很多，有生理性和病理性的区别。除听患者的呕吐声音外，还应结合兼症，辨别病因病性。培养学生的整体观念，使其具有全局观，更加全面地认识疾病发生发展及相关症状。

（二）课程思政教学示例二：呕吐的医籍论述与文化自信

关于呕吐的理论认识，主要集中在《黄帝内经》《伤寒杂病论》中。《内经》有关呕吐的论述，基本确立了呕吐的生理和病因病机框架，提出了呕吐辨证论治的基本原则。张仲景在《伤寒论》《金匮要略》中均有提及呕吐，详尽论述了外感呕吐与内伤呕吐，极大地丰富了呕吐的病机及方药。先秦两汉时期中医药学的全面发展，为呕吐的防治奠定了坚实的理论基础，积累了辨证施治的经验。其中关于呕吐的病因病机也在《内经》中多有论述。例如《素问·至真要大论》"诸呕吐酸，暴注下迫，皆属于热"，表述了因火热导致的呕吐。《素问·举痛论》"寒气客于肠胃，厥上出，故痛而呕也"，表述了因寒邪而导致的呕吐。《金匮要略方论·呕吐哕下利病脉证治》又专篇论述呕吐。内伤呕吐主要由脏腑功能失调，胃失和降所致。而寒、热、虚、实皆可致呕，寒则浊阴上逆，热则胃火上炎，虚则气逆不降，实则胃气上壅，形成了较为完备的辨证论治体系。借助中医经典古籍培养学生对于呕吐更深层次的认识和中医文化自信，使学生对中医药具有更深层次的信任。

（三）课程思政教学示例三：忧患意识

呕吐可由多种原因引起，按发生机制的差异，可分为反射性呕吐和中枢性呕吐。反射性呕吐中胃源性呕吐较为常见，其特点与进食有关，多有恶心先兆，呕吐后感觉轻松，病情较缓且预后良好。中枢性呕吐指中枢神经系统的病变，如炎症、缺血、出血、颅内高压等刺激呕吐中枢引起的呕吐,其特点为常无恶心先兆,呕吐呈喷射状,吐后不感轻松,常伴剧烈头痛、血压升高等,病情及愈合较差,须引起医者高度重视。因此应引导学生认清疾病的形式,增强其忧患意识。

党的十八大以来,党和国家各项事业取得历史性成就、发生历史性变革,经受住了来自政治、经济、意识形态、自然界等方面的风险挑战考验。前进道路上的伟大斗争具有长期性、复杂性、艰巨性,习近平总书记强调:"我们必须增强忧患意识,坚持底线思维,做到居安思危、未雨绸缪,准备经受狂风骤雨般的重大考验。"底线思维能力,是客观地设定最低目标,立足最低点争取最大期望值的能力。提高底线思维能力,必须增强忧患意识,凡事从最坏处着眼、向最好目标努力,打有准备、有把握之仗,牢牢把握工作主动权。统筹发展和安全,增强忧患意识,做到居安思危,是我们党治国理政的一个重大原则。维护政治安全,强调"把维护国家政治安全特别是政权安全、制度安全放在第一位";建设生态文明,要求"坚决守住生态保护红线";做好金融工作,要求"守住不发生系统性金融风险的底线……"习近平总书记围绕坚持底线思维、防范化解重大风险发表一系列重要论述,立意高远,内涵丰富,思想深刻。学习贯彻习近平新时代中国特色社会主义思想,既坚定战略自信、保持必胜信念,又增强忧患意识、坚持底线思维,对各种风险挑战做到胸中有数,见微知著,抓早抓小,我们才能战胜前进道路上各种困难和挑战,依靠顽强斗争打开事业发展新天地。

二、教学设计与实施过程

(一)经典古籍引证教学

授课时参考《黄帝内经》《伤寒杂病论》《景岳全书》等经典医书,讲解辨咳嗽的相关知识点时不断引用相关古文,逐渐树立学生勤求古训的中医求知观。在分析呕吐病因病机、辨证要点等环节不断强化学生中医文化自信,有理有据地增加中医人的信心。在不断传承前人经典的基础上,还能够开创突破,以辩证的角度看待问题,勇于提出自己的想法和见解,为发扬中医中药打下坚实基础。

(二)博采众长,引导思政

通过小组合作和师生互动的方式,结合"十四五"规划教材中"呕吐"诊断内容,适量增加西医诊断策略,普及不断更新的现代医疗辅助检查手段,解析临床诊断流程,对各检查项目进行简要介绍,鼓励中西医优势互补,强调中医医生大局观,积极学习现代医疗技术,了解多学科医治及其诊断策略,贴合现代医院鼓励多学科融合的发展方向。

三、教学效果

(一)教学目标达成度

1. 过程方法目标 制订师生互动形式的课程引导,使学生对于呕吐的认识更加充分,提升学生综合分析能力。

2. 知识与技能目标 通过对呕吐病因病机和辨证论治的学习,与《西医内科学》中的相关知识进行结合,增加其临床基础知识技能。

3.情感态度目标　通过本节课的学习,学生了解了中医对呕吐的认识,能发扬中医先贤及国医大师榜样的力量,热爱中医、相信中医,增强中医传承的使命感、责任感。

(二)教师反思

注重授课内容整合,突出重点,阐述难点,强化学生中医药专业思想教育,在实现传授知识和训练技能的同时,鼓励学生博采众长,从不同专业、不同学科中学习知识,完善自身,将责任感、创新性、大局观等思政元素自然而然地渗透到学生的思想政治教育中去。

(三)学生反馈

学生认为知识的学习更加有趣,学习积极性得到提高,对知识的理解不再停留于课本,能将所学知识积极地应用到生活中,为以后的临床实践打好基础。

案例六　呃逆与忧患意识

一、案例

春秋时期,有一次,宋、齐、晋、卫等十二个诸侯国联合围攻郑国(国都在今郑州新郑),弱小的郑国知道自己兵力不足,于是请晋国做中间人,希望宋、齐等诸侯国能够消除攻打的念头。晋国同意后,其他诸侯国因为害怕强大的晋国,纷纷决定退兵,停止了进攻。为了感谢晋国,郑国国君就派人献给晋国许多美女与贵重的珠宝作为礼物,其中有著名乐师三人、配齐甲兵的成套兵车共一百辆、歌女十六人,还有许多钟磬之类的乐器。收到这份礼物之后,晋悼公十分高兴,论功行赏,记大臣魏绛头功,把礼物的半数分赠给魏绛。没想到正直的魏绛一口谢绝了赠礼,并劝晋悼公说:"《书》曰:'居安思危',思则有备,有备无患。"意思是说,如今晋国虽然很强大昌盛,但是我们绝对不能因此而大意,因为人在安全的时候,一定要想到未来可能会发生的危险,这样才会先做准备,以避免失败和灾祸的发生。晋悼公听完魏绛的话之后,认为他言之有理,就采纳了他的建议,知道他时时刻刻都牵挂国家与百姓的安危,从此对他更加敬重。晋国的强大离不开具有忧患意识。

历史上因为没有忧患意识造成的严重后果举不胜举。清政府闭关自守,狂妄自大,八国联军一入侵,就直入北京,国土丧失,条约横飞,耻辱至极;南宋王朝,偏安一隅,不敌北方游猎民族之势,一再退让,导致大片国土丧失。项羽的失败,李煜的被捉,《红楼梦》中贾府的破落,李自成的兵败,皆出于无忧患意识。而有了忧患意识就有了崛起与振兴的源头。越王勾践,卧薪尝胆,终得化败为胜;刘邦鸿志,会用良将,终成霸业之基。新中国建立之初,力主研制原子弹、氢弹,终于在沙漠荒原中爆炸成功,使国家安全基石稳固。对于中医之呃逆,是指胃气上逆动膈,以气逆上冲,喉间呃呃连声,声短而频,令人不能自止为主要临床表现的病证。呃逆古称"哕",又称"哕逆"。《内经》首先提出本病病位在胃,并与肺有关;病机为气逆,与寒气有关。如《素问·宣明五气篇》谓:"胃为气逆为哕。"《灵枢·口问》曰:"谷入于胃,胃气上注于肺。今有故寒气与新谷气,俱还入于胃,新故相乱,真邪相攻,气并相逆,复出于胃,故为哕。"并提出了预后及简易疗法,如《素问·宝命全形论篇》谓:"病深者,其声哕。"《灵枢·杂病》谓:"哕,以草刺鼻,嚏,嚏而已;无息,而疾迎引之,立已;大惊之,亦可已。"《金匮要略·呕吐哕下利病脉证治》将其分为属寒,属虚热,属实三证论治,为后世按寒热虚实辨证论治奠定了基础。

呃逆作为常见病我们都不陌生,大家大多得过或见过。因此只把呃逆当成小问题而不放在心上。然而《四诊易知》提出"气衰言微者为虚,气盛言厉者为实。语言首尾不相顾者为神昏,狂言怒骂者为实热,痰声漉漉者死。新病闻呃者为火逆,久病闻呃者为胃绝。大抵语言声音不异于平时为吉,反者为凶"。《形色外诊简摩》中提到"新病闻呃,非火即寒;久病闻呃,胃气欲绝也",因此提出"久病防呃"。

个人与国家想要长久发展必然要时刻具有忧患意识,人无远虑必有近忧,提前为未来可能到来的问题做足准备才能游刃有余。忧患意识应始终存在于诊病治疗的全过程,在病人大病久病时更应该时刻具有忧患意识,防微杜渐,提前固护胃气等。

二、课程设计与实施过程

(一)时政结合式教学

讲述疾病之前,以时政信息作为切入点,时政来源可参考时事新闻以及会议纪要,选取适合本次教学的时政信息,同时结合疾病相关病因病机,围绕时政与疾病结合打开学生思路,将疾病的病因病机和治疗与时政新闻相结合,引导学生了解时政、学习疾病的同时学习思政知识,同时与学生互动,引导学生独自将时政与疾病的病因病机相结合,增加学习的趣味性、全面性、灵活性。

(二)典故事例式教学

在介绍历史典故以及历史事件的前提下,结合疾病特点,引出有教育意义的历史事件。例如列出忧患意识的相关典故,引导学生自觉产生忧患意识。同时以呃逆为例,点明可能会被忽略的疾病却是疾病转危或愈后情况的关键,使学生在了解历史以及增强忧患意识的同时更加关注疾病的细节。

三、教学效果

(一)教学目标达成度

1. 过程方法目标 制订以时政信息或历史典故为前提切入点,调动学生学习积极性,引导学生多方面思考问题、多角度考虑问题。

2. 知识与技能目标 通过对疾病病因病机和辨证论治的学习,学生能深刻地理解病因病机以及疾病的治疗。

3. 情感态度目标 通过本节课的学习,学生养成了多方面思考问题的习惯,能关注国家大事,树立四个自信——道路自信、理论自信、制度自信、文化自信,立志成为有作为、有担当、有责任、有能力的中医工作者。

（二）教师反思

注重案例选取的趣味性、贴合性,在实现传授知识和训练技能的同时,鼓励学生博采众长,多方面、全方位学习知识,了解时事。将责任感、创新性、大局观等思政元素自然而然地渗透到学生的思想政治教育中。

（三）学生反馈

学生认为知识的学习更加生动有趣,自身考虑问题的角度更加全面,学习的积极性有了更大程度的提升。教学目标完成度较之前提高。结合思政教育进一步培养了学生的全面综合素质。

第四章 问 诊

问诊被称为"诊病之要领,临证之首务",是医生通过对患者或陪诊者进行有目的的询问,以了解健康状态,诊察病情的方法,是四诊的重要内容之一。通过问诊,医生可以获取比较全面的病情资料,有利于疾病的及时诊断和医患之间的交流。问诊的方法自《黄帝内经》时代便已受到重视,《素问·征四失论》说:"诊病不问其始,忧患饮食之失节,起居之过度,或伤于毒,不先言此,卒持寸口,何病能中。"《难经·六十一难》中说:"问而知之谓之工。"后世历代医家在长期的医疗实践中不断补充、完善,明代名医张介宾将问诊内容归纳为十个方面,于其所著《景岳全书》中立专篇"十问篇"加以论述,得到广泛认同,被临床普遍采用。

一、教学目标

1. 知识目标

(1)掌握"主诉"的含义和内容。

(2)掌握问现在症的内容:如"恶寒""畏寒""恶风""发热"的概念;"恶寒发热""但寒不热""但热不寒""寒热往来"的概念与临床意义;"自汗""盗汗"的概念临床表现及意义;"问疼痛"的部位性质及临床意义;"头晕""心悸""失眠""嗜睡"等的概念及临床意义;"食欲与食量"的含义及临床意义;"便次异常""便质异常""尿次异常""尿量异常"的表现及临床意义等。

(3)熟悉问诊的内容、问诊的方法及注意事项。

(4)熟悉"有汗无汗"的临床意义;"特殊汗出"的临床表现及意义;"局部汗出"的内容及临床意义;"脘痞""耳鸣""耳聋""目眩"等的概念及临床意义;"口渴与饮水""口味""除中"的含义及临床意义;"排便感异常""排尿感异常"的表现及临床意义等。

(5)了解问诊的意义、家族史的意义;"问头身胸腹不适"的范围;"重听""目痛"的临床意义;"问经带""问小儿"的内容等。

2. 能力目标

(1)能够运用问诊收集相关病情资料。

(2)能够掌握问诊的内容及流程。

（3）通过课上提问、启发思维，调动学生在中医思维的框架内思考的积极性，培养学生判断分析的能力，初步运用辩证思维方法去诊察病情、识病辨证，为走向临床奠定理论基础。

3.思政目标

（1）调动学生学习主观能动性和积极性，培养中医思维，增强文化自信和专业自信。

（2）培养学生团队协作能力，让学生体会团队合作的重要性，以及培养学生独立思考的习惯。

（3）培养学生良好的医患沟通技能和良好的医德医风，培养学生的接诊能力和良好的医患沟通能力。

（4）培养学生的辩证思维，引导学生在比较分析中提高判断是非的能力；引导学生运用联系、发展和矛盾的观点分析问题。

（5）帮助学生树立积极的人生态度，促进学生的思想政治素质和觉悟的提高，树立科学的世界观。

二、相关知识板块的思政元素分析

（一）关爱患者

中医问诊是中医诊断的基本方法之一，通过与患者的有效沟通，中医师能够了解患者的症状、体质和疾病发展情况，从而进行辨证施治和制订个体化的治疗方案。在中医问诊教学中，应注重培养学生与患者的沟通能力，教导学生如何通过提问、倾听和患者建立良好的医患关系。

同时，在四诊信息的收集过程中，应以患者为中心，综合考虑患者的生理、病理、心理状态，耐心倾听，理解患者的就诊感受，能进行心理治疗，化解患者的焦虑，从而大大提高诊疗效果。在中医四诊方法和注意事项的教学中，可以使用"嵌入式"的教育，润物无声地教会学生关爱和尊重患者，在沟通中体现人文关怀。

（二）尊重患者

中医问诊中涉及个人隐私和敏感信息的获取，教育学生要注重患者隐私权的保护，保持专业的操守和职业道德。在教学中强调医学伦理的重要性，引导学生遵循医学道德准则，维护医患关系的和谐和信任。

在教学过程中，教师可有意识地进行"人为贵"思想的引导，教育学生看待患者不应有高低贵贱之别，应当秉着"以天地之气生，四时之法成"的对生命充分负责的态度，提高中医诊断结果的准确性，达到"仁者爱人"、尊重生命的目的。

（三）价值观

在教学过程中，教师可有意识地进行"大医精诚"思想的渗透引导，教育学生"博极医源，精勤不倦"，立志"普救含灵之苦"。在具体教学中，可通过生动形象的历史典故，把"敬业诚信"的思想融入教学中，使学生树立正确的学习态度和价值观。

在问诊实践教学中，可采取任务驱动教学的方式，以小组为单位进行。学生要较好地完成实训任务，需要进行充分的合作沟通。整个实训过程能够有效锻炼组内成员的团队合作能力和解决问题的能力。教师可以在操作演示、讨论、考核、点评过程中,对个别未充分参与讨论,缺乏团队合作精神、组织纪律观念和敬业精神的学生进行提醒。纠正接诊语言不够礼貌、检查手法没有充分考虑到患者感受等行为,使学生认识到一名好医生不但应该具备优秀的专业技能,还应当尊重患者、敬业奉献、诚信友善,具备良好的职业道德、精神操守以及合作精神,使他们对"夫医者,非仁爱之士不可托也,非聪明理达不可任也,非廉洁淳良不可信也"有进一步体会,从而引导学生主动去改正不足,完善自我,有意识地规范言行举止,促进良好职业素养和优良品格的养成。

（四）辩证思维

在问诊教学中,充分结合临床案例,展现临床疾病的复杂性、曲折性,激发学生对疾病的深入求知欲,教导学生注意用整体、联系的观点去看待问题、分析问题,培养他们的科学思维,认识到用全面、系统、准确、动态的观念结合内外环境进行综合判断,对准确把握当前疾病本质和预后的重要作用。提高学生的诊断辨证能力,培养学生的批判性思维,并对学生进行鼓励,教育他们勇于实践、勤于实践、熟能生巧。

案例一 问寒热与道路自信

一、案例

（一）课程思政教学示例一:矛盾分析法

以"新冠"病案导入,提出问题"如何总结该患者的主诉",引导学生主动思考并进行讨论,既帮助学生复习之前主诉的概念,融入主要矛盾、次要矛盾,也有助于理论和实践紧密结合。主要矛盾和次要矛盾辩证关系的原理要求我们在实践中要学会区分主要矛盾和次要矛盾,学会区分矛盾的主要方面和次要方面。在分析和解决、处理问题时,既要看到主要矛盾、矛盾的主要方面,坚持重点论,善于抓住重点;又要看到次要矛盾和矛盾的次要方面,坚持两点论,学会全面地看问题,做到两点论和重点论的统一。只看到主要矛盾和矛盾的主要方面,看不到次要矛盾和矛盾的次要方面,就会犯一点论错误。相反,只看到次要矛盾和矛盾的次要方面,看不到主要矛盾和矛盾的主要方面,就会犯均衡论的错误。主诉包括患者最痛苦的症状、体征及其持续时间。患者的症状和体征很多,但是要抓住主要矛盾,就是最痛苦的症状、体征,这样就抓住了疾病的主要矛盾。

（二）课程思政教学示例二:道路自信

通过前文医案引入后,引入主题问寒热。讲解问寒热是指询问患者有无怕冷或发热的感觉。阐明寒热是辨别患者病邪性质和机体阴阳盛衰的重要依据。"寒"包括遇风觉冷,谓之恶风;自觉怕冷,多加衣被或近火取暖不能缓解,谓之恶寒;若加衣被或近火取暖能缓解,称为畏寒。"热"包括体温升高,或体温正常而自觉全身、局部发热。通过《新型冠状病毒感染诊疗方案（试行第十版）》中各个时期证型中的表现,说明问寒热对于辨证的重要性,学生能认识到中医药在治疗急性病和外感热病中的特色与优势,增强中医道路自信。

(三)课程思政教学示例三:辩证思维

列举病案,提出问题"寒热类型一般有几种?如何分析该患者的寒热类型?"引导学生主动思考并进行讨论,帮助学生理解和掌握恶寒发热、但寒不热、但热不寒、寒热往来等概念的内涵,也促使学生达成理论和实践紧密结合的目标。通过对比引起课堂讨论:"应如何通过寒热判断病位及所感受的邪气?""发热是否皆为热证?"让学生参与讨论,既可培养学生学习的兴趣,也可加深学生对知识的理解并掌握问寒热要点难点。如恶寒发热是指患者同时出现怕冷和发热的症状。这种表现通常是由于外邪侵袭肌表,导致正气与邪气相互斗争,卫气宣发失常所致。根据症状的轻重程度和特点,可以判断是哪种外邪导致的表证。例如,恶寒重发热轻是风寒表证的特征,发热重恶寒轻是风热表证的特征,发热轻而恶风是伤风表证的特征。寒与热的产生主要取决于病邪的性质与阴阳的盛衰两个方面。同时,寒热之间在一定条件下,还可以相互转化。

(四)课程思政教学示例四:追求真理

寒热往来是指恶寒与发热交替出现的症状。如患者恶寒战栗与高热交替发作,每日或二三日发作一次,发有定时的症状,常见于疟疾。其特点是发作时先出现恶寒战栗,痛苦非常,伴有剧烈头痛,然后又出现发热较甚,热后大汗出,口渴引饮而热退。因疟邪侵入人体,潜伏于半表半里的部位,入与阴争则寒,出与阳争则热,故恶寒战栗与高热交替出现,休作有时。青蒿被中医人沿用数千年,因其治疗疟疾的神奇功效被称为"治疟要药"。在屠呦呦勤求古训、精研典籍、潜心钻研之下,从青蒿中提取出青蒿素,改写了诺贝尔奖医学界没有中国人的历史,为世界饱受疟疾折磨的国家和人民带来福音,也让中药的价值举世瞩目。成名之后,屠呦呦有了前所未有的声望、荣誉、影响力,但她依然坚守着内心的宁静、淡泊和追求真理的勇气、毅力,胸怀家国和大爱……这也是以屠呦呦为代表的我国众多科学家的优良品格。不忘初心、方得始终,正是这份始终不变,注解着"共和国勋章"的意义,更为新一代科研工作者指明了奋斗方向。

二、课程设计与实施过程

(一)经典古籍穿插教学

中医学传承始终以传统文化为根基、以经典文献为载体,带有浓厚的传统文化烙印与人文特质,授课时参考《黄帝内经》《伤寒杂病论》《景岳全书》等经典医书,如《伤寒论》中"发热,汗出,恶寒者,表也""发热而烦者,热在里也"。结合经典条文讲解问寒热的相关知识点,使学生学思结合,对中医文化知识内涵的理解更加清晰,提炼、归纳、总结知识要点的能力得到加强,加深对中医药文化内涵的思考。

(二)案例式教学

中医学博大精深,丰富的医籍医著为教学案例提供了翔实的文献资源与案例素材,在专业教育的同时,可增强对学生的人文教育、职业道德教育及思想品德教育,如此,亦实现了专业教育与思政教育同向而行的教育目标。因此,将古籍中的病案和"新冠"患者的典型医案作为问寒热案例遴选的主要资源。

（三）情景式教学

通过设定情境、角色扮演、小组讨论等,激发学生学习兴趣,培养团队合作意识、沟通技巧和人文关怀。在问寒热实训中,对学生的接诊技能、医患沟通中的技巧进行有意识的引导,同时注意通过教师自身的言传身教向学生传达人文关怀的内容。

三、教学效果

（一）教学目标达成度

1. 过程方法目标　采用案例式教学、情景式教学,穿插经典古籍内容,承前启后,实现理论与实践的融合。

2. 知识与技能目标　通过对问寒热的学习,学生能掌握"恶寒""畏寒""恶风""发热"的概念、"恶寒发热""但寒不热""但热不寒""寒热往来"的概念与临床意义,能够进行较为全面的寒热及伴随症状信息收集,并做出初步分析。

3. 情感态度目标　增强学习兴趣和主动性,培养团队合作精神,树立中医哲学观与科学精神,培养中医思维,强化思辨意识,树立中医自信,厚植家国情怀。

（二）教师反思

以学生为中心,采用线上线下混合式教学,充分发挥学生学习的主观能动性。理论教学主要采用类比法、联想法、归纳总结等方法,把琐碎的知识点按"点—线—面"串联起来,容易理解和记忆。同时,结合多媒体手段,采用情景教学、案例教学、实训教学等方式,同步提升理论知识学习与实践能力,是"理实一体化"的有效尝试。

在本部分专业教学同时,有效融入了职业道德教育及思想品德教育,培养了学生的中医自信和中医思维,用屠呦呦的故事融入家国情怀教育,在学生心中播下"大医"的种子,教育学生志存高远,练就过硬本领;脚踏实地,担当时代责任;不忘初心,守护人类健康,实现了专业教育与思政教育同向同行的教育目标。

（三）学生反馈

学生对案例分析和情景教学兴趣较大,认为医案与知识点紧密联系,减少了学习的枯燥感,能充分调动学习的兴趣,帮助记忆。在学习问寒热知识的同时,认识到了中医的科学性和有效性,增加了对"医者仁心"的认识,更深刻理解了医者肩负着保障人类健康的责任。医学生应当努力学习专业知识和技能,对抗疾病,拯救生命,为人类的健康和幸福付出自己的努力。

案例二　问疼痛与燃灯精神

一、案例

（一）课程思政教学示例一:人文关怀

讲授问疼痛时,融入生活情境,请大家思考生活中常见的疼痛原因,以及接诊时应如何问诊,进而启发同学认识到疼痛病因的多样性,并意识到医护人员可以通过温暖的语言和细致的态度,让患者感受到关怀和安慰,从而减轻疼痛的程度。

"有时是治愈,常常是帮助,总是去安慰",这是长眠在纽约东北部的撒拉纳克湖畔的特鲁多医生的墓志铭,这段名言越过时空,仍然流传在人间,至今仍闪耀着人文之光。医生不是神仙,医学从来就不是一门完美的科学,这句话朴实地道出了医学的局限和无奈。面对疾病和死神,医术显得那么苍白无力,"有时去治愈"说明了不管医学技术多么进步,不管人们花费了多少金钱,人类仍然会生病和死亡,"去治愈"疼痛需要丰富的科学知识和实践积累。"治愈"是"有时"的,不是无限的。医学不能治愈一切疾病,不能治愈每一个病人。但经常去帮助,总是去安慰,是一种人性的传递,也说明了安慰、鼓励性的语言在减轻疼痛方面及其他医疗服务中的重要性。这些积极的语言不仅使患者感到温暖和安全,同时也能调动患者的自愈力,及时解除患者的心理隐患,增强患者战胜疾病的信心。

(二)课程思政教学示例二:责任担当

讲授问疼痛的类型后,以痛经为例,引导学生对不同疼痛特点的痛经进行病因病机探讨,进而启发同学认识到临床上辨证论治的重要性,学习问疼痛的问诊要点。同时,结合国医大师张磊治疗痛经的经验,引入张磊先生所说:"医生看病,欲做名医,先做明医,不管好治不好治的病,都要做到心里面明明白白,清楚病人哪里好哪里不好。"他对中医七十余载的痴迷热爱、深入浅出的理解和勤学不倦的努力,使学生意识到,想要成为一名好医生,必须具备优秀的职业素养、责任感和不懈的坚持。

(三)课程思政教学示例三:"燃灯精神"

讲述四肢关节疼痛时,引入全国优秀共产党员、时代楷模、"七一勋章"获得者、全国道德模范张桂梅的事迹。她被大众称为"燃灯校长"。张桂梅老师身患十几种病,双手缠满胶布,她每走一步路都颤颤巍巍,气喘不止。但她燃烧了自己,点燃了孩子的希望,成就了青年一代的梦想和未来。这种心系家国、情系人民的宽广胸襟、兴教育人的务实作风、兼爱无私甘于奉献的大爱情怀,最具影响力、感召力、说服力和亲和力,值得大家尊敬和学习。

二、课程设计与实施过程

(一)应用思维导图

思维导图可展示疼痛的原因、类型、部位、临床意义、病机等,使问疼痛的内容清楚、全面地呈现出来,使学生认识到"症同治不同"的原因,意识到临床上准确辨证论治的重要性,培养学生的整体观与中医思维。

(二)名老中医医案教学

中医药需要继承和发扬的精华不仅存在于历代医籍文献中,也存在于理论和临床经验俱丰的名老中医思想之中。而高尚的医德与严谨的治学是名老中医成长的必备条件。"凡大医治病,必当安神定志,无欲无求,先发大慈恻隐之心,誓愿普救含灵之苦""不为良相,便为良医""勤求古训,博采众方"。纵观历代名医的成才轨迹,无不是在普救众生的高尚情怀中鞭策自己不断前进的,无不是在严谨的治学态度与科学的治学方法指引下成长发展的。因此,选取以"疼痛"为主要症状的名老中医医案,结合国医大师、名老中医生平事迹,讲解疼痛的表现与临床意义的同时,还要学习名老中医丰富与独特的临床经验、学术思想及高尚的医德与严谨的治学态度。

（三）先进模范人物学习

时代楷模是当代青年学习的榜样,正因为我们处在一个伟大的时代,所以我们更需要抖擞精神,正因国家有着长远的目标,所以我们也应有更崇高的追求。向时代楷模学习,不仅要学习他们爱国报国的高尚思想境界、淡泊名利的高尚情操,更要学习他们无私奉献、为人民服务的高贵品格。以身边优秀医生典型及不顾病痛、爱岗敬业、无私奉献的焦裕禄、张桂梅等先进模范人物为例,将仁爱之心、爱岗敬业等融入教学,弘扬正能量,构建积极向上的良好氛围。

三、教学效果

（一）教学目标达成度

1.过程方法目标　突出中医对于"疼痛"的辨证特色与诊疗的准确有效性,结合名老中医医案教学,构建学生中医文化自信。

2.知识与技能目标　通过对问疼痛的学习,能掌握问疼痛的部位、性质及临床意义,掌握问疼痛的方法及注意事项,能够对相关案例做出初步分析。

3.情感态度目标　增强学习兴趣和主动性,强化中医整体观与辨证观,树立中医自信,以先进典型事迹培养"爱岗敬业""医者仁心"等优良职业素养与品质。

（二）教师反思

思维导图教学能够帮助学生建立系统完整的知识框架体系,对"问疼痛"的内容进行有效的资源整合,使整个教学过程和流程的设计更加系统、科学、有效。同时,能够帮助学生培养中医思维,注重整体观,在头脑中结合其他知识点创造全景图,进一步加强对内容的整体把握。

名老中医医案教学不仅可以帮助学生更好地掌握教材知识,而且可以传承名老中医的学术思想和临床经验,了解名老中医如何处理复杂病症、如何用药等方面的经验。这种经验传承不仅有助于学生更好地理解中医理论,还可以帮助他们更快地掌握临床技能,有助于学生拓宽学术视野,提高学术素养和人文素养。

（三）学生反馈

中医临床思维是中医临床诊断和治疗的基本方法。学习医案,可以学习如何收集患者的病史和体征,如何进行诊断和鉴别诊断,如何制订治疗方案、了解各种药物的疗效和不良反应等,形式生动,贴近临床,有助于了解名老中医的思维方法,掌握如何根据患者的具体病情进行辨证施治。对提高辨证思维能力和临床诊断能力很有帮助,有助于为未来职业生涯打下坚实的基础,还有助于培养大家的同情心和沟通能力,提高人文素养和社会责任感。

案例三　问睡眠与保护隐私

一、案例

（一）课程思政教学示例一：沟通技巧

古希腊医学之父希波克拉底曾有一句名言："医生有三件法宝，第一是语言，第二是药物，第三是手术刀。"良好的沟通、充分的叙述是最佳的治疗，在医疗服务中语言的作用应被放在首位。在问睡眠的方法学习中，通过失眠的案例来展示医者仁心和人文关怀的重要性。引导学生提出开放性问题，例如询问患者的日常作息和生活压力情况，教育学生要倾听并尊重患者的感受，给予患者充分的时间和空间来表达自己的困扰和焦虑。在收集病情信息的同时，引导患者逐渐解开心结，发挥心理治疗的作用。

（二）课程思政教学示例二：保护隐私、大医精诚

结合失眠案例，引导学生思考失眠原因、理解和运用中医问睡眠基本原理和技巧的同时，介绍相关的伦理问题，如患者隐私的保护、保密原则的遵守和职业道德的培养等，教育学生应当保护患者隐私权，关注医患关系的和谐。

引入"凡大医治病，必当安神定志，无欲无求，先发大慈恻隐之心，誓愿普救含灵之苦。若有疾厄来求救者，不得问其贵贱贫富，长幼妍媸，怨亲善友，华夷智愚，普同一等，皆如至亲之想；亦不得瞻前顾后，自虑吉凶，护惜身命。见彼苦恼，若己有之，深心凄怆，勿避险巇、昼夜、寒暑、饥渴、疲劳，一心赴救，无作功夫形迹之心，如此可为苍生大医。反此则是含灵巨贼……"将医者仁心融入专业知识教育中，引导学生始终把人民群众生命安全和身体健康放在首位，热爱生命、尊重患者，做有理想、有担当、有情怀、有温度的好医生。

（三）课程思政教学示例三：创新求实、健康中国

2017 年 10 月 2 日，杰弗里·霍尔（Jeffrey C. Hall）、迈克尔·罗斯巴什（Michael Rosbash）和迈克尔·扬（Michael W. Young）三人因为对生物体昼夜节律的分子机制研究获得了诺贝尔生理学/医学奖。我们应当学习科学家们勇攀科学高峰、敢为人先、追求卓越、努力探索科学前沿、发现和解决新的科学问题的求实精神。

《健康中国行动（2019—2030 年）》显示，当前我国成人每日平均睡眠时间为 6.5 小时。对此，健康中国行动提出倡导性目标：成人每日平均睡眠时间要保持在 7～8 小时。随着健康中国建设的推进，健康睡眠的理念愈发受到重视。有了健康的体魄，人们对美好生活的向往和追求就有了更坚实的基础。

二、课程设计与实施过程

（一）现代研究与课本知识结合

中、西医有各自的理论体系，现代医学主要从分子、基因、细胞等微观角度认识和治

疗睡眠异常,而中医学具有整体观念和辨证论治的特点。中医和西医治疗失眠的研究现状表明,两种医学在治疗失眠方面各有优势。中西医两套医学体系并不互相排斥,而是优势互补、协同发展的。中西医结合有望成为未来治疗失眠的新模式,它能够综合利用中医和西医的优势,提高治疗效果,改善失眠患者的生活质量。

在讲授睡眠机理时,教学使学生了解到获得诺贝尔奖的三位科学家对于昼夜节律的分子机制做出了重要贡献,以此引导学生学习勇攀科学高峰的钻研精神。近年来,有越来越多的研究将中医药与现代医学的理论方法相结合,尤其是在基础研究领域和临床试验研究领域,这种探索为中医药在现代医学中的应用提供了重要的科学支持。然而,中医药与现代医学的深度融合也面临着许多挑战。医学生应坚定自信,积极应对,寻找更完善更科学的研究方法,为中医药与现代医学的深度融合提供更有力的支持和保障,树立"时不我待"的态度和为人类医学的进步发展做出贡献的使命感和责任感。

(二)重视中医经典学习

中医学有着不同于西医学的思维方式和解决问题的方法。而中医经典著作所包含的理论和经验,正是中医思维方式的基础。中医经典著作的学习可以培养中医学的思维方式,使学生具备诊断、治疗睡眠异常的能力,为日后提升临床实践水平打下良好的基础,从而为病人提供更好的诊疗服务。引入《黄帝内经》"昼精而夜暝",《灵枢·营卫生会》"老人之不夜暝者,何气使然? 少壮之人,不昼暝者,何气使然?",《灵枢·寒热病》"阳气盛则瞋目,阴气盛则暝目"等论述,引导学生加强对中医经典的学习,了解睡眠的机理及失眠的病机,鼓励学生自觉学好专业知识,立志成为优秀的医务工作者。

(三)案例式教学

通过失眠案例,组织学生讨论,学生能认识到问睡眠除了需要了解患者的具体症状、发病时间和生活习惯等,还需要了解与症状相关的情绪、工作压力等因素对失眠的影响。要注意提高问诊技巧,如开放性问题和逐步深入的追问。同时,提醒学生需要关注患者的情绪状态,倾听并尊重患者的意见和体验,从而引导学生在对案例深入思考的同时,思考医学教育中更为深刻的内涵——医者仁心。教师强调人文关怀在医患关系中的重要性,鼓励学生将仁心融入中医问诊实践中,在尊重患者、保护患者隐私的同时,为患者提供细致入微的关怀。

三、教学效果

(一)教学目标达成度

1.过程方法目标 突出中医对于"失眠"的认识,结合《黄帝内经》等中医经典著作,采用案例式教学,融入现代医学研究进展。

2.知识与技能目标 通过学习,掌握"失眠""嗜睡"等的概念及临床意义,掌握问睡眠的方法及注意事项,能够对相关案例进行较为完整的信息采集,做出初步分析。

3.情感态度目标 进一步认识到中医问诊中人文关怀的重要性,体验到医者仁心的价值和力量,进一步提高沟通能力、人文关怀意识和伦理道德素养。

（二）教师反思

通过案例式教学的讨论，学生沟通技巧得以提升，并更加注重人文关怀。意识到倾听、提问和与患者建立有效的医患关系在诊疗失眠患者过程中的重要性，也认识到有效沟通对于患者心理治疗的重要性。学生能够试着运用非语言沟通技巧和积极的语言沟通方式，表达尊重和体现人文关怀。

教师介绍及演示伦理道德的基本要求，让学生了解伦理道德与中医问诊的关系，学生通过伦理道德素养的培养，明确医者的责任和使命，注意到保护患者隐私权和建立良好的医患关系的重要性。

育人不仅是对学生专业知识的传授，也是对他们终身学习和自我发展的培养。学生通过学习，认识到医学是一个不断进步和发展的学科，他们需要具备持续学习和更新知识的意识，在树立中医文化自信的同时，也能意识到中医药面临的巨大机遇和挑战，初步形成自我学习和职业发展的规划和追求。

（三）学生反馈

通过学习，学生了解了睡眠对于健康的重要性，学习了中医对睡眠异常的认识和现代研究的进展，通过案例讨论和情景模拟，沟通技巧和人文关怀意识有所提升，认识到了尊重生命，以人为贵的重要性。

认识到睡眠异常的病因病机多样，虚实寒热各异，必须通过对患者状况的细致观察和询问，才能制订更准确的诊疗方案。

作为医学生，进一步认识到了自己肩上的责任，明确了自身作为一名医生的使命。有不断追求进步和自我完善的责任意识，并将这种责任意识融入自己的学习和实践中，不断提高自身的医疗能力和职业素养，充分运用自己所学的中医知识和技能，为患者提供更好的医疗服务，为社会健康事业做出积极贡献。

案例四 问饮食与甘于奉献

一、案例

（一）课程思政教学示例一："良医"素养

通过"新冠"病案导入，教育学生对杨泉《物理论》中提到的"夫医者，非仁爱不可托也，非聪明理达不可任也，非廉洁淳良不可信也。……如此乃谓良医"有更进一步的理解。

德行是对医者的根本要求，也是"良医"的评价标准。病人托付给医生的，不仅仅是患者自己的性命安危，还包括患者的家庭幸福。广而言之，医生对于大众的健康福祉和国家社会的安定都有着重要的影响力，因而需要具备高尚的医德才能担当。杨泉《物理论》指出医生需要具备三种德行：对病人的仁爱之心、对病情的洞察智慧、洁身自好的方正与淳朴。具备这些德行的医生才值得病人信任和托付。作为医学生也应严格要求自己,在德与才两方面不断提升进步,争取从业以后做一名"良医"。

(二)课程思政教学示例二:中医药优势

在案例分析过程中,学生意识到中医药作为中国几千年来形成的传统医学体系,具有独特的优势和特色。第一,中医药强调整体观念,认为人体是一个有机的整体,强调身体各部分之间的相互关系。中医注重调节整个身体的平衡,而不仅仅关注某个症状或器官。第二,中医药重视个体化治疗。根据个体的体质、病情、环境等差异,辨证分析,采用个性化的治疗方案。同样的病症在不同的人身上可能有不同的表现,因此中医药的治疗也因人而异。第三,中医"治未病"的理念充分体现了预防为主的思想,强调调整饮食、生活方式,以及锻炼身体,增强人体的抵抗力,防患于未然。另外,中医药常采用中药、针灸、推拿等多种疗法的综合治疗,形成治疗的整体性,以提高治疗效果。总之,中医药注重整体观念和辨证论治,在帮助病患提高免疫力、缓解症状和康复方面发挥了独特优势。

(三)课程思政教学示例三:甘于奉献

结合厌食油腻、口干口苦等症状,引入"无胆英雄"张伯礼的事迹。2020 年 1 月 27 日,农历大年初三,"人民英雄"国家荣誉称号获得者张伯礼受命飞赴武汉。穿上写有"老张加油"的防护服,张伯礼在特殊的"中医药的阵地"上开始了"战斗"。问诊患者,看舌象、摸脉象,对症拟方……他白天指导临床会诊巡查病区,晚上召集会议研究治疗方案,有时一天只睡两三个小时。超负荷的工作,导致张伯礼胆囊炎发作,接受了微创胆囊摘除手术。"这回我把胆留在了武汉,真的与武汉市民肝胆相照了。"他笑着调侃道。在这位"无胆英雄"推动下,中医药全过程介入"新冠"救治,他主持研究制订的中西医结合疗法成为此次抗疫亮点。

二、课程设计与实施过程

(一)案例导入

在问口渴与饮水教学中,以有口渴症状的"新冠"患者的诊疗过程导入课程,开篇迅速抓住学生的注意力,激发学习兴趣,增加学生的中医自信。借助"新冠"患者口干口黏、大热烦渴等症状,采用启发式教学,在知识性之外兼顾趣味性和实用性,循序渐进,鼓励学生交流讨论患者不同"口渴"症状产生的病机,并通过医生耐心细致收集病情资料、进行逻辑缜密的辨证分析及处方用药过程,以及医生们不辞辛劳、日夜奋战、呵护关爱患者的工作态度,引导学生思考如何做一名"仁爱、聪明理达、廉洁淳良"的良医。

同时,在对患者进行病案分析过程中,使学生认识到,在疫情防控和康复期间,中医药在调理患者身体状况、提高抵抗力、减轻症状方面发挥了重要作用。

(二)情景模拟

在以"口渴"为主诉的模拟问诊训练中,由学生分组自行设计以"口渴"为主诉的完整病案,教师组织学生讨论该案例的遗漏或不当之处,并结合所学知识进行分析,使学生能够更好地掌握问口渴与饮水的基本知识和基本技能。引导学生以病人为中心,综合考虑患者的生理、病理、心理状态,耐心倾听、关心病人,理解患者的感受,使学生认识到诱导和暗示会影响诊断的正确性,而有效的医患沟通能帮助医生更好地了解病情,并且能够进行心理治疗。同时,使学生深刻意识到中医思维的重要作用,认识到准确辨证对治疗的重要性,并教导学生设身处地,尽量减轻患者经济负担,在教授专业技能的同时,促进学生良好职业素养和优良品格的形成。

(三)榜样教育

结合之前学习的"胁痛"和本节课的"厌食""口苦"等症状,引入张伯礼院士事迹,通过"国有危难时,医生即战士。宁负自己,不负人民!"这一张伯礼抗击非典时的誓言,鼓励学生自觉学好专业知识,立志成为优秀的医务工作者。

三、教学效果

(一)教学目标达成度

1. 过程方法目标 采用案例式教学和情景教学,融入现代医学相关研究。

2. 知识与技能目标 通过学习,掌握"口渴与饮水""食欲与食量"异常的临床意义,掌握"问饮食"的方法及注意事项,调动学生在中医思维的框架内积极思考饮食异常相关症状产生的病因病机,培养学生初步运用辩证思维方法去诊察病情、识病辨证的能力,为走向临床奠定理论基础。

3. 情感态度目标 重视医德医风,体会到医者仁心的价值和力量,进一步提高沟通能力、人文关怀意识。

(二)教师反思

案例式教学和情景教学都是学生喜闻乐见的教学形式,也是融入课程思政的良好载体。医德医风教育对医学生至关重要,它不仅关系到医学生个体的职业发展,更涉及整个医疗体系的健康和社会公共利益。在"问饮食"的教学中,通过饮食异常患者的案例和学生情景模拟讨论,结合先进人物榜样教学,有助于培养医学生的职业操守,提高医学生对患者的关怀能力,使其具备正确的职业道德和伦理观念。这对于他们走上医疗岗位之后,塑造良好的职业形象,树立医学专业的社会形象都有着良好作用,有利于培养技术过硬、品格优良的医务人员、有助于提高医疗服务水平和维护患者权益。

(三)学生反馈

通过学习,学生了解到饮食作为"人之命脉"的重要性,学习了中医对饮食异常的认识和现代研究的进展,通过"新冠"案例讨论和情景模拟问诊互动,认识到了临床上的单一症状,其产生的机制并不是单一的,绝对不能简单一一对应。例如,同样是"口渴"一症,但根据不同兼证可以得出不同的病因、病位、病性,如果能够充分发挥中医药优势,运用中医的整体观念和辨证论治,能够对患者疾病的本质有更充分准确的认识。

通过了解疫情防控期间,医护们以高尚的医德医风、精湛的医疗技术战斗在救死扶伤的第一线,为保障人民群众的身体健康做出贡献的事迹,学生对医德医风的重要性也有了更深刻的认识,明确了自己以后的努力方向,坚定了积极学习医学专业知识的信念,今后会以患者为中心,淡泊名利,关爱患者,甘于奉献,努力成为一名良医。

第五章 切 诊

切诊是医生用手指或手掌对患者的某些部位进行触、摸、按、压,从而了解病情,诊察疾病的方法。主要包括脉诊和按诊两部分内容,脉诊是本章的重点内容。脉诊又称切脉、按脉、持脉、把脉、候脉、摸脉等,是医者运用手指对患者身体某些特定部位的浅表动脉进行切按,体验脉动应指的形象,以了解身体状况,辨别病证的一种诊查方法。脉诊有着悠久的历史,在长期的医疗实践过程中,脉诊得到了历代医家的普遍重视,其理论和临床应用也不断得以发展和完善,成为中医学最具特色的诊断方法之一。

一、教学目标

1. 知识目标
(1)掌握脉诊的概念、寸口诊脉的方法及脉象要素。
(2)熟悉脉诊的原理、寸口诊脉的原理。
(3)掌握正常脉象的特点、临床意义及其生理变异;掌握常见病脉的脉象特征及其临床主病;掌握相兼脉的概念及主病。
(4)了解遍诊法、仲景三部诊法的诊脉部位;了解女人脉、小儿脉和真脏脉的特点及临床意义。
2. 能力目标
(1)掌握寸口诊脉诊法的正确操作。
(2)掌握正常脉象的特点及其临床意义;掌握常见病脉的脉象特征及其临床主病。
(3)熟悉正常脉象的生理变异。
(4)通过课上提问、启发思维,调动学生在中医思维的框架内积极思考,培养学生发现问题、分析问题的能力。利用课下各种形式的互动,培养学生利用多种信息资源的能力和自主学习的能力。
3. 思政目标
(1)结合同学熟知的古代名医及现代名医名家运用脉诊精准诊断疾病的案例,使学生认识到中国古代传统文化的灿烂和辉煌,增加民族自豪感和中医文化自信心。
(2)结合同学课下进行寸口诊脉的练习机会,培养学生的沟通能力及良好的医德医风。

（3）通过对脉象主病的学习，培养学生运用普遍联系的观点及运动变化的观点来看待问题，强化学生对中医的整体观念及辨证论治理念的认识。

（4）通过对四时脉象的分析，体现中医"天人合一"的临床特点。可与中医传统养生进行联系，规律生活，正确调护，未病先防。

二、相关知识板块的思政元素分析

（一）文化自信

以习近平同志为核心的党中央高度重视中华文明和中医药的传承发展，在国内和世界舞台上奏响了中华文明的时代的黄钟大吕。中共中央总书记、国家主席习近平先后二十多次在国内外的重要国务活动中引用和阐述中医药理论，视察指导中医药工作，明确指出："中医药是中国古代科学的瑰宝，也是打开中华文明的钥匙，中医药学蕴含着深邃的哲学智慧和几千年的健康养生理念及实践经验。"这是党和国家对中医药学认识的升华和深化，展示了我们民族鲜明的文化自信。文化自信是更基础、更广泛、更深厚的自信，是中医药传承发展、走向世界深厚的原动力。脉诊是中医学最具特色的诊断方法之一，具有现代医学诊治手段所无法比拟的优势，通过讲述同学熟知的古代名医及现代名医名家运用脉诊精准诊断疾病的案例，学生认识到中国古代传统文化的灿烂和辉煌，增加民族自豪感和中医文化自信心。

（二）多维中医哲学思维

中医思维源于诸多中华优秀传统文化，是一类独特的传统思维现象，中医思维形成并根植于古代自然哲学文化、社会历史文化、天文气象文化、地理物候文化等诸多中华优秀传统文化。中医药学历经几千年的风雨飘摇，经受住了历史和实践的考验，在现代时空背景下仍然枝繁叶茂，显示出旺盛的生命力，这跟中医植根于中华优秀传统文化，特别是中国传统哲学的沃土分不开，跟中医特有的哲学思维特色分不开。中医哲学思维特色突出地表现为以下 10 个方面：①人本观念；②整体观念；③气一元论和阴阳五行；④恒动变易的系统观；⑤思外揣内、取象比类的方法论；⑥重用轻体的功能观；⑦辨证论治的治疗观；⑧知常达变的统一论；⑨养胜于治的预防观；⑩以平为期的平衡观。

1. 人本观念　人本观念是中医思维的一大特色。"人贵论"历来是中国哲学一以贯之的主流观点，如《尚书·泰誓》中"惟人万物之灵"；老子则把人与天、地、道并称为"四大"；《荀子·王制》中进一步指出"人有气、有生、有知、亦有义，故最为天下贵也"。到了汉代，董仲舒认为，人"超然万物之上而最为天下贵"。这些哲学思想对中医思维产生了深远的影响，"人贵论"的人本观念，对人体和生命充满了敬畏。如唐代的孙思邈指出医者在为患者诊疗过程中要时时有"如临深渊、如履薄冰"之感。因此，人贵为万物之灵，人是目的而不是手段。与西医眼中"人的病"不同，在中医眼中看到的首先是"病的人"，作为一名医生，不但要有精湛的技术，同时也要有高尚的道德品质，在社会中发挥正向引导作用，为构建和谐社会而努力。"大医精诚"思想精髓涉及医生道德行为规范，强调对人的关怀和重视，对于提高医疗从业人员素质，发扬我国传统优秀文化，造就大医、仁医，改善医患关系乃至社会风气具有重要影响力,是促进健康中国建设的优秀文化动力。

2. **整体观念**　整体观念是中医哲学思维的基本特色之一,贯穿于中医基础理论和养生、保健、疾病预防及诊治等全部过程。中医学认为,人、自然、社会是一个有机的整体。"天人合一"是中国传统思想文化中的核心,有着丰富深邃的内涵,是中华优秀传统文化的精华。《灵枢·逆顺肥瘦》上说:"圣人之为道,上合于天,下合于地,中合于人事,必有明法"。中医认为人自身也是一个整体,人体的整体性主要表现在人体各生命程序结构体系内部及各体系之间的相互依赖、相互制约、相互影响、相互作用的动态联系之中。所以有"人一小天地"的说法。

3. **重气一元论和阴阳五行**　"气一元论"是中国古代哲学的核心思想,认为天地万物均为一气所生。老子在《道德经》中也指出:"道生一,一生二,二生三,三生万物。"这里的"一",很多学者就解读为"气"。"气一元论"后来渗透并融入中医学理论体系,深刻地影响中医学的形成和发展。阴阳五行学说也是中医哲学思维的重要特色。中医认为,阴阳是天地万物变化的根本,既是人类生老病死的根本,也是中医诊疗的依据。如《黄帝内经》就有"人生有形,不离阴阳""生之本,本于阴阳""善诊者,察色按脉,先别阴阳"等论述。五行学说也是中医思维特色之一。它主要是以五行配五脏为中心,以五行"金、木、水、火、土"的特性来分析归纳人体脏腑、经络、形体、官窍等组织器官和精神情志等各种功能活动,从而解释人体的生理病理、病因病机。通过五行的生克乘侮,使人体构成一个"稳态系统"。

4. **恒动变易的系统观**　恒动变易是中国古代哲学自先秦时代就形成的核心思想,认为万事万物都处于永恒的运动、变化、发展之中。中医主张用恒动变易的系统观来看待人与自然、人与人的关系以及人体自身的生理、病理变化过程。《格致余论·相火论》有云:"天之生物,故恒于动,人之有生,亦恒于动。"《素问·六微旨大论》中也说:"升降出入,无器不有。"这些都充分体现了中医思维恒动变易的系统观思想。

5. **司外揣内、取象比类的方法论**　中医认识人体是采用司外揣内、取象比类的方法。中医认为:"有诸内必形于诸外。"因而只需要对人体外部征象综合进行考察,即可推知其内部状况,了解脏腑整体功能,为临床诊治提供依据。象思维是最能体现中华优秀传统文化本质内涵的一种原创性思维,古人以"观物取象"为起点,以"立象尽意"为目的,以"取象比类"和"制器尚象"为实践,借助象思维对人体的感悟性认知汇集成了博大精深的中医学。

6. **重用轻体的功能观**　中医思维在分析事物或是诊疗疾病的时候,往往比较重视事物固有的功能、属性,而相对不太注重事物的实体结构,呈现出重用轻体的功能观的思维特色。这在中医基础理论以及临床诊疗上均有体现。如在中医基础理论中,无论是藏象理论,还是经络学说,中医学都更多的是注重从功能上予以阐发,而较为轻视相应实体结构的具体描述。同时,在临床疾病诊疗过程中,也特别注重对人体整体功能的把握,通过辨证论治对人体整体功能进行调和与维持,以恢复其动态平衡,达到"天人合一"的理想状态。这也是重用轻体思维特征的体现。

7. **辨证论治的治疗观**　辨证论治是中医诊疗学的核心,也是中医哲学思维的重要特色之一。中医所讲的"证"是对疾病当前阶段病位和病性所做的病理性概括。通过对"四诊"的辨证分析,综合考虑某一证候中涉及的阴阳、五行、脏腑、经络、气血、津液等的关系,在整体观的指导下,概括出病位及病性,从而为论治提供科学依据。于是就有了"同病异治""异病同治"或是"头痛医脚""脚痛医头"的诊治方案。

8.知常达变的统一论 "知常达变"也是中医哲学思维的一大特色,就是要把"常"和"变"这对矛盾统一起来,善于处理好一般性和特殊性、原则性和灵活性的辩证关系。在具体诊疗过程中,"常"和"变"往往又是相对的,如本是常,标是变;病是常,症是变;正治是常,反治是变;古方是常,今病是变;辨证论治是常,对症施治是变;书本知识是常,临证智慧是变。常规的诊治原则是"标本兼治""治本为上",但在一些特定或紧急情况下,治疗的重心就应该转到治"标"上来。所谓"急则治其标,缓则治其本"。

9.养胜于治的预防观 中医认为养生保健的第一要义就是法于阴阳,合于术数,保护体内真气,所谓真气从之,则生则健;真气耗散,则病则亡。同时认为治病务求治本,故而有"上工治未病"的说法,形成了养胜于治,治本为上的预防观。如《素问·上古天真论》指出:"上古之人,其知道者,法于阴阳,和于术数,饮食有节,起居有常,不妄作劳,故能形与神俱,而尽终其天年,度百岁乃去。"这些论述直接体现了预防和养性在维护人类健康中重要价值,描述了疾病预防和养性摄生的具体方法。

10.以平为期的平衡观 中医受道家思想影响较大,因此在疾病诊治上强调"顺势而治",主张依照事物的内在本性和自然趋势来行事,应因势利导,避免逆势而为。《素问·阴阳应象大论》谓:"病之起始也,可刺而已;其盛,可待衰而已。"《灵枢·逆顺》亦有云:"方其盛也,勿敢毁伤,刺其已衰,事必大昌。"这些都体现了"避实就虚"的顺势而治思想。同时在治疗目标上,与西医对抗性治疗不同,中医强调的是"扶正祛邪""滋阴补阳"等以"调"为核心的治疗方法,通过调和致中使人体回到动态平衡的健康状态,在治疗目标上主张"以平为期"的平衡观。故而《素问·至真要大论》指出:"谨察阴阳所在而调之,以平为期。"由此可见,顺势而治,以平为期的平衡观也是中医哲学思维的特色之一。

（三）实践精神

充分结合名老中医临床凭脉诊治实践案例,调动学生学习的积极性和主动性,激发学生对中医技能学习的兴趣,促进学生将理论知识转换为实践行动,立志攻克疾病,百折不挠,坚持不懈,成为理论与实践并行发展的行动派,基于课本知识,以实践作为扩充,培养"实践是检验真理的唯一标准"的精神。

（四）批判精神与创新精神

科学精神是人类文明中最宝贵的精神财富,它是在人类文明进程当中逐步发展形成的。科学精神的本质特征是倡导追求真理,鼓励创新,崇尚理性质疑,恪守严谨缜密的方法,坚持平等自由探索的原则,强调科学技术要为民族、国家乃至全人类的福祉所服务。科学精神坚持在真理面前人人平等,尊重学术自由,用继承与批判的态度不断丰富发展科学知识体系。受中国古代哲学观点的影响,中医形成了天人合一、表里相关、内外相合等整体观念。中医学认为机体的某些局部的微小变化,常包含着整体的生理、病理信息,通过观察这些微小的变化,可以了解整体的状况,达到见微知著的效果。《难经》中有"独取寸口,以决五脏六腑死生吉凶之法",故寸口部位可反映十二经脉及五脏六腑的气血盛衰。与现代"生物全息"思想不谋而合。

案例一 名医名家凭脉诊病故事与文化自信

一、案例

(一)古代名医故事

1. 扁鹊的故事　扁鹊医术高明,他周游列国,到各地行医,为民解除痛苦,也经常出入宫廷为君王治病。晋昭公时期,负责管理国事政务的大夫赵简子由于"专国事",突然昏迷,已经连续五天不省人事了,把整个府中的家人们急得如同热锅上的蚂蚁,就连很多同朝为官的同僚们,也都为赵子简的病着急。邀请名医治疗无效后,有人提议应该请扁鹊前来治疗,于是大夫们急忙召请扁鹊进宫替赵子简诊病。扁鹊到了晋国(今山西、河北、河南一带),见到了晋国卿相赵简子,给他按了脉,从房里出来。有人焦急地尾随他出来询问病情。扁鹊对他说:"病人只是血脉不顺,不必大惊小怪,从前秦穆公也得过此病,七天之后才苏醒。今日主君的病和秦穆公相同,过不了三天一定苏醒,醒来后一定有话要说。"果然过了两天半,赵简子就醒过来了。他告诉众大夫们,自己到了天帝的地方,和众神同游钧天,天帝还告诉他,晋国将逐渐衰落,七代之后就会灭亡。随后董安将扁鹊在赵简子昏迷时所说的话告诉赵简子,赵简子十分惊讶,赐给扁鹊四万亩田地(文章出自《史记·扁鹊仓公列传》)。准确地用切脉诊病是扁鹊的首创。著名历史学家司马迁高度赞扬说:"至今天下言脉者,由扁鹊也。"近代历史学家范文澜也说:"扁鹊是切脉治病的创始人"。

2. 淳于意的故事　淳于意精湛的医疗技术主要表现在针灸技术和诊脉技术上。他在望、闻、问、切四诊中,以切诊为主。他说,"我给人看病,必先切其脉而后治之。"有一次他为一位名叫成的齐国侍御史看病。侍御史头痛剧烈,难以忍受。淳于意切脉后,认为"病恶不可言"。于是直言不讳地告诉其弟说:"这是一种内疽,发生在肠胃之间,过四、五日而痈肿,七八天后将呕脓血而死。"病人果然在七八天后死去。原来这个病人嗜酒成癖,房事生活又不节制,使内脏受了损伤。淳于意切出患者的脉象是代脉,正是脏气衰弱的反映,这在当时的条件下属于难以救治的危症了。

还有一次,济北王请淳于意给他一位叫竖的侍女诊脉。他诊脉后对济北王说:"根据脉法,侍女当在明年春天呕血死。"济北王看侍女的气色还好,不大相信他的诊断。到了第二年春天,这位侍女果真死于呕血。在淳于意的全部"诊籍"中,有十例完全是根据脉象来判断生死的。当时,齐国的淳于司马生病,淳于意诊断他患的是一种急性腹泻病,是饱食之后疾走造成的,还可以医治,便开处火剂米汁汤让患者内服,并嘱咐说:"好好服药,调养七八天就会痊愈。"当时在场有个叫秦信的医生听了却哈哈大笑,认为淳于意的诊断是错误的,并说淳于司马患的是危症,过八九天就得死亡。可九天之后,病人不仅依然活着,而且病情一天天好转,正像淳于意给他初诊时所估计的那样,如期痊愈了。淳于意之所以能够将淳于司马的病医好,就是根据脉象判断:"其病顺,故不死。"当时,安阳有个叫成开方的人，觉得自己平时很健康，没有任何痛苦的感觉，淳于意给他切脉后说："您得了沓风(脑血管硬化一类的病)，病势可不轻，三年以后可能半身不遂，两脚不能行走，两手不能抓东西，最后喉咙喑哑而死。"后来，成开方果然像淳于意所预言的那样死去。他的病是由于长期喝酒和经常遭受风邪造成的，淳于意通过给他切脉，得出"脏气相反"的脉象，便根据脉法判断为"三年死"的危症。淳于意技艺高超，却从不吹嘘自己。汉文帝在召见时问他："诊病决死生，能全无失乎？"意思是，你诊病能知道人的生死，那么你有没有诊断不准确的时候呢？淳于意诚恳地回答说，他看病总是先切脉，脉象败逆的不可治，而自己"心不精脉"，所以诊病决死生时，"时时失之，臣意不能全也"。意思是："失误的时候多着呢，我哪能全部都说得那样准确呢！"听了淳于意的回答，汉文帝十分赞赏他这种谦虚谨慎和实事求是的精神。

3. 脉诊轶事——诊脉识贵人　徐养恬，清代常熟县名医。道光甲午(1834)年，时任江苏巡抚的林则徐身感不适，换了便服来到徐养恬的诊所就医。询问病状，徐答：每一闭眼就见有人来送东西，饮食如常。他医认为是疑难病症，治亦不效。养恬诊其脉曰：是痰也，但从脉息看是大贵之象，为何不对呢？林则徐笑曰："良医也。"书方未等写完，林则徐的仆从已经跟踪而来。

(二)当代名医故事

麻瑞亭：中医之诊病，依望闻问切，当四诊合参。然切脉一诊，凭指下应感，断吉凶预后，切切不可马虎从事，人云亦云。先师黄元御"游心于虚静之宇，动指于冲漠之庭，以此测病，亦不啻鬼谋而神告己"之教诲，乃脉诊造诣之根本。

1. 脉诊脑瘤案　20世纪60年代末，西安某医院为一脑病患者会诊。参加人员10余人，属中医者仅麻瑞亭一人。限于当时理化检查手段尚不理想，更无当今的CT设备，故检查完毕，会诊者众说纷纭，莫衷一是，难以确诊。麻瑞亭诊脉后，诊为"脑瘤"。因与临床症状和理化检查结果不尽符合，西医们谓其不然，百之无据，故问其何以诊为脑瘤？麻答曰："其脉左寸独大且牢，是脑瘤脉象。"而众皆摇头，意为脉诊不足为凭，建议赴京确诊。后该患者在上海某院确诊为脑瘤。

2. 脉诊小儿麻痹案　1978年，赴京城探望其次女，居女家。其女时在北京某中学任教。某日，其女曰："我校校长，欲来家请你为其一诊。"麻问曰："其素有疾否？"女曰："其正盛壮之年，精力充沛，未闻其有疾。"次日，该校长如约至其女家。为其诊脉后，曰："你右腿有小恙，余赌你患过小儿麻痹。"其女先愕然，因该校长步履如常人，从未闻其患过小儿麻痹之疾。然该校长却朗声大笑，曰："老先生真神！我确实曾患小儿麻痹症，患于右腿。幸当时治疗及时，无明显后遗症，因之不但同事们不知，亲朋们也不知。"其女惊问："何以断其患过小儿麻痹，且系右腿？"麻答曰："咱家院门至屋门约20米，听其到来，出屋相迎，见其右腿稍不灵活，若不在意，必然忽视。后诊其脉，右关尺较大，且右尺脉独涩，乃右腿有疾之候。汝言其素健无病，吾见之确系体健，故断其右腿为宿疾。业医数10年中，见类似之脉证，而系小儿麻痹所致者有之，故断言之。"

3. 脉诊骨折钢板未取案　1973年，陕北某县一青年人，登门求治于麻瑞亭，主诉胃脘痛，泛酸。诊脉后，曰："你的胃病，尚属其次，主要病在左腿上，可能上有钢板，还未取出。"闻听此言，患者震惊不已。叹曰："我真服您老了。听人说您老攥脉甚神，今日亲试，果非虚传。"原来该患者曾经枪伤左腿,骨断筋伤,并动手术用钢板固定断骨,确实尚未取出。正属壮年之人,且注意适当锻炼,故活动如常人。旁座进修医生问曰:"何以知其腿伤?"麻答曰:"其脉左关尺大,且左足脉独弦而牢,知其病在左腿,而指下有触硬物感,然非系肿瘤之脉,故断其属骨折,接骨所用之钢板尚未取出也。"

这些令人熟知的古代名医及现代名医名家运用脉诊精准诊断疾病的案例,使学生认识到中医脉诊在诊断疾病中的重要性,中医脉诊可以媲美现代的 CT、磁共振等检查手段,从而激发学生学习脉诊的兴趣,有利于培养学生的学习热情和学习积极性,激发学生的求知欲,使其主动进行新知识的学习,从而增加民族自豪感和中医文化自信心。

二、课程设计与实施过程

中医脉诊是中医特色诊法之一,"脉理精微,非言可尽,心中了了,指下难明"。运用同学熟知的古代及当代名医名家凭脉诊病的事迹进行教学,不仅可以激发学生学习脉诊的兴趣,培养学生的学习热情和学习积极性,而且有利于树立学生的民族自豪感和中医文化自信心。"勤求古训,博采众方",在这些高尚情怀中鞭策自己不断前进,不断成长。

三、教学效果

(一)教学目标达成度

通过这次教学,增强了学生学习脉诊的兴趣,培养了学生学习脉诊的热情,激发了学生学习的求知欲及学习积极性,使其树立中医自信,厚植家国情怀,增强民族自豪感和中医文化自信心。

(二)教师反思

结合同学熟知的古代名医及现代名医名家运用脉诊精准诊断疾病的案例,使学生认识到中国古代传统文化的灿烂和辉煌,融入家国情怀教育,培养了学生的中医自信和文化自信,在学生心中播下"大医"的种子,教育学生志存高远,练就过硬本领;脚踏实地,担当时代责任;不忘初心,守护人类健康,实现了专业教育与思政教育同向同行的教育目标。

(三)学生反馈

学习名医名家典型事迹充分调动了同学们学习脉诊的兴趣和信心,使同学们认识到中医的科学性,更深刻理解了医者肩负着保障人类健康的重任,医学生应当努力学习专业知识和技能,对抗疾病,拯救生命,为人类的健康和幸福付出努力。

案例二 脉诊中的多维中医哲学思维

一、案例

（一）人本观念

如讲解寸口诊脉的基本方法时，提醒同学应给患者提供环境安静的诊室，避免环境嘈杂造成对患者的干扰。诊脉时，医者应净手，同时应保持双手温热，尤其是冬天，避免因双手偏凉对患者造成不适感。诊脉时讲究平息，也就是说医生诊脉时应安神定志，思想集中，专注指下，认真体察脉象，以便仔细地辨别脉象，即所谓"持脉有道，虚静为保"，强调对人的关怀和重视，充分体现了"以人为本"的中医思维。

（二）整体观念

如讲述脉诊的临床意义时，谈到中医整体观也体现在脉象上，机体各部分有赖经络气血的运行流注和温煦濡养而发挥功能，同时人体又与自然界相应，人与自然的统一性主要体现在四时气候、地理环境等对脉象生理病理的影响。正如《素问·脉要精微论》所说："四变之动，脉与之上下。"各种生命现象都可通过脉象的动态变化及时反映出来。《素问·玉机真藏论》言："春脉者肝也，东方木也，万物之所以始生也，故其气来软弱，轻虚而滑，端直以长，故曰弦……冬脉者肾也，北方水也，万物之所以含藏也，故其气来沉以搏，故曰营。"由此可以看出，人的生理脉象会随四季的变化呈现春弦、夏洪、秋毛、冬石的特点。同时，受地域气候差异的影响，南方人肌腠偏疏松，多表现出细软的脉象；北方人肌腠偏紧缩，多表现出沉实的脉象。这些都体现了人与自然的整体性，提示诊脉时要做到因时制宜、因地制宜。

但是，脉象的生理性变异有一定的限度和规律，当机体遭受外邪侵扰时，这种生理性平衡就遭到破坏，造成气血、脏腑功能紊乱，反映在脉象上就出现各种病脉。《景岳全书·脉神章》载："脉者，血气之神，邪正之鉴也。有诸中必行诸外，故血气盛者脉必盛，血气衰者脉必衰，无病者脉必正，有病者脉必乖。"脉象的盛、衰、正、乖，都是气血邪正的外在表现，通过诊脉可了解气血的虚实、阴阳的盛衰、脏腑功能的强弱，以及邪正力量的消长，为治疗提供依据。医生不识脉就无以辨证，不辨证就无以论治，只有精通脉理，方能成为良医。

《濒湖脉学》亦载"上士欲会其全，非备四诊不可"，脉诊虽是中医诊法的特色，但在疾病的危重期会出现脉症不相应的现象，为了做到辨证的精准，四诊合参是中医在采集临床信息时必须遵从的重要准则，四诊资料要相互参照、印证补充，而非强调单一诊法的深入研究，这也突出了整体观念的思辨特点。只有四诊信息采集准确、相互合参，才能更准确地判断机体的生命状态。

（三）阴阳学说

阴阳属于古代哲学的范畴，从中医产生开始，阴阳就作为认识论融入中医的发展，同时也是脉诊中的重要内容。对于诊脉部位而言，人迎主外、寸口主内，一阴一阳相辅相成，而寸口脉在《难经·二难》载："从关至尺，是尺内，阴之所治也；从关至鱼际，是寸口内，阳之所治也。"可见寸、尺部也有阴阳之别。"察色按脉，先别阴阳"（《素问·阴阳应象大论》）、"脉有阴阳，知阳者知阴，知阴者知阳"（《素问·阴阳别论》），因此，辨阴阳是脉诊中辨证的第一步。关于脉中何为阴阳，《伤寒论》中言："凡脉大、浮、数、动、滑，此名阳也；脉沉、涩、弱、弦、微，此名阴也，凡阴病见阳脉者生，阳病见阴脉者死。"通过辨脉之阴阳属性，有助于对病性、病势的分析把握。

（四）恒动变易的系统观

人生活在自然界中，同时是社会的组成部分，因而人与自然和社会也是一个整体。脉诊中，人与自然的统一性主要体现在四时气候、地理环境等对脉象生理病理的影响。如介绍脉象的生理变异时，常人的脉随四时季节气候的变化，出现相应的春弦、夏洪、秋毛、冬石的四季脉象。生理状态下，脉象一天之中的变化表现为白天偏浮而有力，夜晚偏沉而细缓的昼夜变化规律，故《素问·脉要精微论》中有"诊法常以平旦……故乃可诊有过之脉"之说。受地域气候差异的影响，南方人多表现出细软的脉象；北方人多表现出沉实的脉象。

病中，诊脉也能及时反馈病变的信息，如《格致余论·相火论》有云："天之生物，故恒于动，人之有生，亦恒于动。"脉象由浮转沉，是病邪由表入里；脉象逐渐和缓，脉力逐渐增强，是胃气渐复，病退向愈之兆；可见，脉象也是处于永恒的运动、变化、发展之中。要用变化发展的眼光去审察脉象，充分把握疾病发展、转归过程中脉象的变化，从而达到透过脉象看疾病本质的目的。

（五）司外揣内、取象比类的方法论

"脉"的形成，《康熙字典》载："脉，俗脈字。"《韵会》毛氏曰："字从月从，水之邪流也。"《黄帝内经》（以下简称《内经》）言："天有宿度，地有经水，人有经脉。"可见古人直观地把握到人体气血循行通路与流水的共通之象，故以"脈"为之命名，承认"脉"的客观存在。

脉象精微，难以言传，为打破脉诊传承中"心之所达，不易尽于名言"的困局，中医选择了"用譬"。譬喻是一种有形的语言形式，其背后隐藏着取相比类的思维方式，如：《素问·脉要精微论》中这样描述四时脉象"春日浮，如鱼之游在波；夏日在肤，泛泛乎万物有余；秋日下肤，蛰虫将去；冬日在骨，蛰虫周密，君子居室"。这段描述通过将四季脉象特点与人们熟悉的相类似的事物比作一类，来帮助认识四季生理脉象。在《濒湖脉学》中李时珍将散脉喻为"散似杨花散漫飞"，将芤脉喻为"芤形浮大㝮如葱"；《诊家枢要》言细脉"来往微细如线"；《诊家正眼》言滑脉有"盘珠之形，荷露之义"、紧脉"如绞转索，如切紧绳"；《黄帝内经》言动脉"大如豆"；滑伯仁喻涩脉"如轻刀刮竹"，这些都是运用取象比类的方法来概括病理脉象的特点。其他描述如下。

（1）浮脉，如循鸡羽，如循榆荚，如水漂木，如捻葱叶，浮脉法天……轻清在上。

（2）沉脉，如绵裹砂，如石投水；沉脉法地……渊泉在下。

（3）涩脉，轻刀刮竹，如雨沾沙，如病蚕食叶。

（4）虚脉，类谷空。

（5）长脉，如循长竿末梢；如引绳，如循长竿，为病。

（6）洪脉，如钩之曲，似波澜，象万物敷布下垂。

（7）微脉，似秒芒，瞥瞥如羹上肥。

（8）紧脉，如绳应指；如转索无常，数如切绳，如纫线。

（9）缓脉，如丝在经，不卷其轴，如初春杨柳舞风，如微风轻柳梢。

（10）弦脉，如张弓弦，绰绰如按琴瑟弦，状若筝弦。

（11）革脉，如按鼓皮。

（12）濡脉，如帛在水中。

（13）弱脉，状如烂绵。

（14）散脉，状似柳絮，如杨花散漫。

（15）细脉，若丝线之应指，萦萦如蚕丝等脉象。

由此可见，象思维可谓是脉学发展的重要支撑力量。

（六）知常达变的统一论

"常"是事物变化的常规。《道德经》有"万物芸芸，各复归其根。归根曰静，静曰复命，复命曰常"，记载了天下万物纵使纷纷芸芸，呈现着千变万化的形态，但最终应该回归到其根本，这种复归根本是万事万物变化的规则，称为"常"。普遍性、规律性、恒久性的特点是古人对"常"的共同认识。"变"，在《说文解字》中言："变，更也。"《易·系辞》提到"在天成象，在地成形，变化见矣""一阖一辟谓之变"，古人认为万物处于不断变动中，变动是事物的本质属性。中医理论进一步丰富了"变"的意蕴，《素问·六节藏象论》载："苍天之气，不得无常也。气之不袭，是谓非常，非常则变矣"，明确了"变"为"非常"，非常则变，意思是运气按照一定的规律承袭，维持了天道之常态，这是"常"，若悖离这种规律，就是"非常"，即"变"。《中和集》载："不知常，不足以通变；不通变，不足以知常。常也，变也，其易之原乎。"可见，"常"与"变"作为事物发展的两面，对立而统一，具有相互为用、合会贯通的特点。基于"常"与"变"的独特内蕴及其对立又统一的关系，古人提出了"以常衡变"的方法认知世界。以常衡变，又知常达变，通过熟悉相对稳定的常理以衡量无穷变化的发展机制，则变化规律有迹可循；通过灵活掌握一般的发展规律以认识其特殊的表现形式，从而达到全面把握事物本质的目的，这是一个以不变应万变的思辨过程。将"以常衡变"的方法论引入中医学理论中，揣度机体正常之变化、疾病异常之改变，为中医临床诊疗提供了方法学指导。

就脉象来言，脉象幽微难辨，非言可尽意，自古有"心中了了，指下难明"一说。张景岳在《景岳全书》中"先识常脉而后可以察变脉"启蒙世人可以通过认识常脉脉诊的总则、常脉的特点来认识变化的脉象，从而把握脉象变化的普遍性和特殊性。《素问·疏五过论》曰："善为脉者，必以比类奇恒，从容知之"，指出了通过比较，甄别出脉象的正常与异常，从而认识疾病的本质。平人脉从容和缓，柔和有力，不浮不沉，节律一致，尺脉沉取，应指有力，这是平脉之"常"也。据此，可以将脉动的快慢、应指的浮沉、振幅的宽窄、部位的长短等方面视为"以常衡变"的基础。正常情况下，受性别年龄、生理结构等影响，脉象会出现一些特殊的变化，如小儿多脉数，老年多脉弦，瘦人多脉浮，胖人多脉沉，孕妇多脉滑等变化;又如四季更迭,脉象应四时出现了"春胃微弦""夏胃微钩""长夏胃微软弱""秋胃微毛""冬胃微石"的变化。虽然脉象随四时五脏气血变化而变化,但"胃""神""根"俱全,形与神藏,那么依然是不病之脉。然而,当这种变化违逆自然界或自身固有的脏腑气血变化节律出现"有余""不足"的偏态,则可以引起病变。《素问·脉要精微论》曰:"阴阳有时,与脉为期,期而相失,知脉所分,分之有期,故知死时",提示了当脉象不能与自然界变化相适应而发生病变时,通过脉应五脏的原理可推测出相应脏腑病变、脏气的盛衰,从而推断出疾病的转归。

(七)以平为期的平衡观:

"和"思维是中医独特的认识论和方法论,它们站在哲学的高度上推进了中医学理论体系的发展。《中庸》曰:"和也者,天下之大道也。"由此可见,"和"是中国古典哲学中最重要的观点之一,它强调事物发展应当达到协调、平衡、包容、共存的状态,与中医学对人体健康状态的认识不谋而合。

正常的脉象谓之平脉,此处的"平",就体现了"阴平阳秘",即"五脏元真通畅,人即安和"中"和"的状态。《淮南子》曰:"天地之气,莫大于和,和者,阴阳调。"对于脉象而言,阴阳无不足,无有余,无失位,无失序,不浮不沉,不快不慢,不大不小,从容和缓,节律一致是谓"和"。中医成功地将"和"思维引入其诊疗过程中,站在更高的角度上把握机体生理与病理变化规律,调控机体整体生理功能达到协调、动态平衡与稳态,以自和为准,以调和为用,使机体最终保持"和"的状态。

二、课程设计与实施过程

(一)图像法

"心中了了,指下难明",脉象特征比较抽象,主观性强。把常见病脉的特征以图的方式表现出来,使脉象特征更直观,更具体,便于同学理解和掌握常见病脉的特征。

(二)类比法

把具有相同特征的脉象进行归类,并进行比较鉴别,有利于同学们对脉象特征的把握。

(三)联想法

象思维是中医思维非常重要的内容之一,也是脉学发展的重要支撑力量,主要采用联想、想象的方法。如:弦脉,如张弓弦;绰绰如按琴瑟弦;状若筝弦。取象比类,加深对脉象特征的理解和认识。

三、教学效果

(一)教学目标达成度

1.过程方法目标 采用图像法、类比法、联想法,案例教学、实训教学等方式体现理实一体化。

2.知识与技能目标 能够掌握正常脉象、常见病脉的脉象特征及其临床意义。

3.情感态度目标　通过提问,启发思维,调动学生在中医思维的框架内积极思考,培养学生发现问题、分析问题的能力。培养团队合作精神,树立中医哲学观与科学精神,培养中医思维,强化思辨意识,树立中医自信。

(二)教师反思

授课内容上以学生为中心,采用线上线下混合式教学,充分发挥学生学习的主观能动性。理论教学主要采用类比法、联想法、图像法、归纳总结等方法,使抽象的脉学知识具体化,烦琐的知识点条理化、系统化,学生更容易理解和记忆。同时,结合多媒体手段,采用案例教学、实训教学等方式,使学生的理论知识学习与实践能力同步提升,是"理论实践一体化"的有效尝试。

中医药学历经几千年依然显示出旺盛的生命力,这跟中医植根于中华优秀传统文化,特别是中医特有的哲学思维特色是分不开的。在本部分专业教学的同时,有效融入中医思维,使同学们加深对中医哲学思维的认识和理解,更加深刻地理解"以人为本"的中医思维,"天人合一"的临床特点,司外揣内、取象比类的方法论等。

(三)学生反馈

将中医哲学思维融入教学,既减少了学习的枯燥感,充分调动了学生学习的兴趣,帮助学生记忆和掌握基础知识,也使学生更深刻地理解中医哲学思维。这对学习和掌握中医学其他核心课程有着非常重要的作用,也能让学生更好地理解中医,培养了学生的中医自信和文化自信。

案例三　脉诊中的实践精神

一、案例

(一)以国医大师李士懋老师(以下尊称李老)为例

李老是当代著名中医学家,临床独重脉诊,强调以脉解症、以脉解舌,从而以脉定证、平脉辨证。李老善将经典与临床结合并深入思考,对脉象见解颇丰,著有《脉学心悟》《濒湖脉学解索》《仲景脉学求索》,形成了平脉辨证学术思辨体系。李老脉学思想"重脉象而非至数"。李老认为:"中医的脉诊,自古皆以脉象论之,而不以脉之至数论之。"主张用指肚诊脉,以观脉象之全貌。李老临证善于把握寸、关、尺三部脉搏变动的综合状况,强调应重视由指下切脉之感辨识具体脉象,以辨明疾病的证机,而非单以脉搏"至数"判定病证本质。如患者某男,58岁,2014年6月27日初诊。主诉:咽喉憋胀、前胸空虚感5天,头昏。自述活动后胸闷、心悸,手足汗出较多,血压128/70 mmHg,大椎处易起直径2厘米左右的硬结。舌暗,脉沉濡缓无力。西医诊断:心律失常。中医诊断:心悸,证属阳虚寒凝。治宜温阳散寒。方宗桂甘姜枣麻辛附汤加减:桂枝12 g,麻黄8 g,葛根18 g,炙甘草8 g,炮附子(先煎)18 g,细辛8 g,干姜7 g,红参12 g。7剂,水煎服,日1剂,早晚分服。

此案脉沉濡缓无力,但其脉不一定至数慢,也可能至数快,然必按之无力,此即愈虚愈数,愈数愈虚。若仅以至数快慢判定患者脉象的沉濡滑数,并据此推定其病机为心经湿热,治以清热化湿,投新加升降散之类,则其病必加重,此犯虚虚实实之误也。细察脉之全貌可知,其脉濡缓无力当属阳气不足无力鼓荡气血,全身气血流动无力之象。如此方可正解舌症,《灵枢·经脉》曰:"心手少阴之脉,起于心中……从心系,上挟咽,系目系。"心气不足,心经上挟咽喉,经气不利则咽喉憋胀、前胸空虚感;脑为元神之府,心气虚损,神机失用则头昏;阳气衰损,经脉拘滞,水饮内停则后背结节;手足三阳经与督脉汇于大椎穴,督脉乃"阳脉之海",此处易起硬结提示患者一身阳气虚甚;心气亏虚,汗液不固则手足汗多,气虚血行滞涩不畅则舌暗。综上,本证病机当为心气不足、阳虚饮停,治宜益气养心、温阳化饮,方宗桂甘姜枣麻辛附子汤加减。此方在《金匮要略·水气病脉证并治篇》治"气分,心下坚,大如盘……水饮所作"的心悸阳虚阴盛证,能温阳散寒、通利气机。方中桂枝温振心阳,炮附子温肾力雄,红参大补一身之气,干姜回阳通脉,细辛启发肾阳,麻黄随细辛入肾发越阳气,鼓舞肾阳升腾敷布、激发全身气化,葛根生津止渴、宣通经气。麻、辛、桂、姜解散寒凝,炙甘草健脾调药,姜、辛亦温化饮邪,诸药合用则阳气复、寒凝散、血脉畅。本案首诊对脉象的判断极为关键,直接决定病势走向。因此,李老强调诊脉应重视把握脉的形象,当以脉象为据,沉取有力为实、无力为虚;应谨守病机,通过辨析脉象的动态变化精准辨治,使机体阴阳趋向平衡,疾病向愈。

(二)以著名中医脉诊专家姚梅龄老师为例

著名中医脉诊专家姚梅龄,脉学造诣极高。姚老出身于中医世家,其父姚荷生是全国著名的中医大师,江西中医药大学终身教授。姚梅龄从小跟随父亲学习中医,从事临床工作近 50 年,具有极为丰富的临床经验,用纯中药治愈了很多西医认为的"绝症"。更值得一提的是,姚梅龄教授在脉学方面具有极高的造诣,脉诊水平达到了出神入化的境地。有一次,他受卫生部的委托,开办了"名中医脉诊心法研习班"。学习期间,恰巧一位学员的家人出现高热昏迷的症状,住进了医院的重症监护病房,但是西医找不出病因,因为患者没有器质性病变。于是患者家属找到姚教授,当时患者病情严重,无法问诊与望诊,于是姚梅龄教授仅凭脉辨证,用一剂药就将患者热退神清,恢复正常,让广大学员惊叹不已,给他们上了一堂生动的脉诊课。

姚教授同时在脉诊方面具有很多创新,对中医脉学的现代化研究卓有成效。除了传承传统中医脉诊,姚教授还发现了一个传统中医脉诊所没有提及的脉象:弹指脉。但不见书上记载,其脉象的感觉类似于小孩子在蹦床上弹跳。弹力较轻时,可以感觉到一种由下而上的冲击力,如果弹力较重时,甚至会出现抬举性搏动,医生的手指会随着患者的脉搏而上下跳动,因此取名为弹指脉。于是,他特别留心这种脉象,经过多年的研究和临床总结,他发现这种脉象一旦出现,患者不久就会出现高血压的症状。因此,弹指脉可以作为早期高血压的诊断脉象。这种脉象的发现,具有非常重要的临床意义,对于高血压的预防极具临床价值,可以做到早发现、早预防、早治疗。

脉诊是中医学最具特色的诊断方法之一,要反复训练,仔细体会,才能真正掌握切脉基本技能,逐步识别各种脉象,并有效运用于临床,使脉诊在诊断中发挥重要作用。

《诊家枢要》言:"百家者流,莫大于医,医莫先于脉。"中医最具特色的诊法莫过于脉诊。在中国古代哲学原理的指导下,中医脉诊在几千年的传承过程中历久弥新。

脉诊大约诞生在两千多年前，"至天下言脉者,扁鹊也"提出脉诊起源于扁鹊的观点。到春秋战国时期,《黄帝内经》和《难经》深刻阐释了脉诊的原理,记载了30余种脉象,提出了"三部九候""独取寸口"等诊脉方法,为中医脉诊的发展奠定了基础。《史记·扁鹊仓公列传》记载西汉名医淳于意所云:"古圣人为之脉法,以起度量,立规矩,县权衡、案绳墨、调阴阳,别人之脉各名之,与天地相应,参合于人,故乃别百病以异之,有数者能异之,无数者同亡。"这说明脉诊十分重要,不仅能查疾病态势,还能诊出生死之期。东汉医圣张仲景所著《伤寒杂病论》以脉象言病因、病机、病位、病性、病势,体现了中医辨证的内在逻辑性。《脉经》是我国现存最早的脉学专著,它系统、规范地将诊脉原理与方法加以论述,为后世脉诊研究奠定基础。明代李时珍集诸家脉学精华于一体,编著《濒湖脉学》,详述27种脉象及同类脉象鉴别。纵观脉诊的发展史,历代医家的诊脉经验都源于丰富的实践。这提示在脉诊探索学习过程中不仅要重视经验传承,最关键的是丰富临床实践,做到从实践中来,到实践中去。

二、课程设计与实施过程

中医药的继承和发扬,其精华不仅存在于历代医籍文献中,也存在于理论和临床经验俱丰的名老中医思想之中。中医脉诊是中医特色诊法之一,"脉理精微,非言可尽,心中了了,指下难明"。运用名老中医脉诊医案教学,不仅可以激发学生学习脉诊的兴趣,培养学生的学习热情和学习积极性,而且可以学习名老中医的丰富与独特的临床经验、学术思想及高尚的医德与严谨的治学态度。

三、教学效果

(一)教学目标达成度

增强了学生学习脉诊的兴趣及信心,培养了学生学习脉诊的热情和毅力,使其树立中医自信,厚植家国情怀,同时培养了学生高尚的医德。

(二)教师反思

结合名老中医医案教学,一方面可以学习大师们严谨的治学态度与科学的治学方法,培养学生的中医自信和中国文化自信,在学生心中播下"大医"的种子,促进学生将理论知识转换为实践行动的实践精神,立志将来为攻克疾病百折不挠,坚持不懈,成为理论与实践并行发展的行动派。基于课本知识,扩充实践,培养"实践是检验真理的唯一标准"的精神。另一方面,让同学们认识到,学习无捷径可言,大师的诊脉经验都源自丰富的临床实践。这提示同学们在脉诊探索学习过程中不仅要重视经验传承之魂,最关键的是丰富临床实践,从实践中来,到实践中去。

(三)学生反馈

名老中医医案教学,充分调动了同学们学习脉诊的兴趣和信心,使同学们认识到中医脉诊的科学性,深刻理解到医学生肩负的重担和使命,在以后的学习中更应当努力学习专业知识和技能,为人类的健康和幸福做出自己毕生的贡献。

案例四　脉诊中的创新精神

一、案例

中医深受中国古代哲学观点的影响,形成了天人合一、表里相关、内外相合等整体观念。中国古代朴素唯物主义中无论是"气一元论"还是"道一元论"都认为万事万物源于一个整体,而整体又会通过局部表现。因此中医学认为机体某些局部的微小变化,常包含着整体的生理、病理信息,通过观察这些微小的变化,可以了解整体的状况,达到见微知著的效果。

寸口是脉之大会,是手太阴肺经的原穴太渊之所在,太渊汇聚了十二经脉的气血,同时"肺朝百脉",肺经与脾经起于中焦、同属太阴。《难经》云:"独取寸口,以决五脏六腑死生吉凶之法",故寸口可反映十二经脉及五脏六腑的气血盛衰。《素问·三部九候论》详细阐述了诊寸口脉的三部九候所体现出的脉诊整体观,"天地之至数始于一,终于九焉。一者天,二者地,三者人,因而三之,三三者九,以应九野。故人有三部,部有三候,以决死生,以处百病,以调虚实,而除邪疾"。故通过辨寸口脉三部九候的变化,可以了解人体相应部位的生理病理改变。见微知著、以小知大等整体观念被引入中医诊断学的临床实践中,形成了以脉察人之法,这体现出古代哲学思想对脉诊的深刻影响,符合当代"生物全息"的思想,也体现出脉诊的科学性。

二、课程设计与实施过程

(一)课件辅助
课件展示寸口的部位,使同学们对诊脉部位的认识更直观,更具体。

(二)教师演示法
给同学演示寸口诊脉的基本方法,寸口部位虽小,却能反映出五脏精气的盛衰、气血的盈亏等全身整体的情况。见微知著、以小知大。

(三)病案举例
结合临床常见病例。如肝郁气滞的患者可见弦脉;心脏病的患者可见促、结、代脉。

三、教学效果

(一)教学目标达成度
1. 过程方法目标　采用课件辅助、教师演示法、病案举例等方式体现中医的寸口诊脉。
2. 知识与技能目标　学生能够了解寸口诊脉的原理及方法。
3. 情感态度目标　增强学生学习脉诊的信心,树立中医自信,厚植家国情怀。

（二）教师反思

"生物全息"开创了中国全息科学的新篇章,是中国人在生命科学中一个里程碑式的发现。寸口诊脉寓有"生物全息"的理论,体现了中医的科学性。教师借此鼓励同学们要有科学精神,使其认同"实践出真知""实践是检验真理的唯一标准"。从临床的角度去印证脉诊。同时,教师引导学生有质疑精神,不断进行创新。

（三）学生反馈

中医脉诊是中医特色诊法之一,寸口部位虽小,却能反映出全身整体的情况,寸口诊脉含有"生物全息"的理论,使学生认识到中医脉诊的科学性,充分调动了学生学习脉诊的积极性,深刻理解了医学生所肩负的重担和使命,在以后的学习中更应当努力学习专业知识,为人类的健康和幸福做出贡献。

第六章　八纲辨证

　　八纲辨证,即医生运用八纲理论,对望闻问切等诊法所获得的各种病情资料进行分析综合,从而辨别病位的浅深,疾病性质的寒热,邪正盛衰和病证阴阳类别的辨证思维过程。其中表里辨病位的浅深,寒热辨病证的性质,虚实辨邪正的盛衰,阴阳则是统摄其他六纲的总纲。表、热、实属阳,里、寒、虚属阴。

　　八纲辨证之间是互相联系的,如表里与寒热虚实相联系,寒热与虚实表里相联系,虚实与寒热表里相联系。在一定条件下,每对纲领之间还可以相互转化,如表邪入里,里邪出表,寒证化热,热证转寒,实证转虚,因虚致实,从阴转阳,从阳转阴。表与里、寒与热、虚与实也常同时并见,如表里同病,寒热、虚实错杂等。在疾病发展到一定阶段,还可以出现与疾病性质相反的假象,如真寒假热等。

　　八纲辨证是分析疾病共性的辨证方法,有执简驭繁,提纲挈领的作用。应用八纲辨证可确定证候的类型,判断其趋势,为治疗指出方向。八纲辨证是其余各种辨证方法不可缺少的要素,各种辨证是在八纲辨证基础上的深化。临床上错综复杂的证候都可以用它作为分析归纳的基本方法。

一、教学目标

　　1. 知识目标

　　(1)掌握八纲辨证的概念及其内容。

　　(2)掌握表证、里证、寒证、热证、虚证、实证、阴证、阳证各自的概念、临床表现、辨证依据。

　　(3)熟悉表证与里证、寒证与热证、虚证与实证、阴证与阳证的鉴别要点。

　　(4)熟悉寒热真假、虚实真假的概念、病机、证候特点及鉴别要点。

　　2. 能力目标

　　(1)能够掌握八纲的八个证。

　　(2)能够对表证与里证、寒证与热证、虚证与实证、阴证与阳证、寒热真假、虚实真假进行鉴别。

　　(3)能够运用八纲辨证知识,对临床典型病例进行辨证。

（4）通过课堂上病例讨论、提问,调动学生在中医思维的框架内积极思考,深化中医整体观和辨证观思想,培养学生发现问题、分析问题的能力,使其初步学会运用八纲辨证的辨证思路去诊察病情、识病辨证,为走向临床奠定理论基础;利用各种形式的互动,培养学生利用多种信息资源的能力和自主学习的能力。

3.思政目标

（1）通过对八纲辨证的学习,及对目前现代社会现状的分析,发现越来越多的疾病与社会环境有关,可以借助八纲内容的对立统一关系,融入和谐自由、平等公正的社会主义核心价值观教育。

（2）借助寒热真假、虚实真假融入透过现象把握疾病本质的哲学思想,使学生重视科学方法的重要性。

（3）将八纲内容与传统文化相结合,以此调动学生学习的主观能动性和积极性,提升学生的个人修养,培养学生的处事态度。

二、相关知识板块的思政元素分析

（一）人生观

人生观是人们在实践中形成的对于人生目的和意义、人生道路、生活方式的总的看法和根本观点,它决定着人们实践活动的价值取向及目标、人生道路的选择,也决定着人们的具体行为模式和对待生活的态度。人生观是世界观的重要组成部分,受到世界观的制约。人生观主要通过人生目的、人生态度和人生价值三个方面体现出来。人生观教育是我们教学的目标之一,我们需要引导学生明确人生观的内容,理解其对于个人成长和发展的重要意义,引导学生树立正确的人生观,端正人生态度,正确面临和处理人生矛盾和问题,自觉抵制错误人生观的影响。

（二）矛盾观

马克思主义唯物辩证法认为,任何事物都属于共性与个性的统一体,共性与个性之间是对立统一的关系,缺一不可。矛盾的共性指矛盾的普遍性,是绝对的、无条件的;矛盾的个性指矛盾的特殊性,是相对的、有条件的。矛盾共性与个性的辩证关系是指共性寓于个性之中,个性又受共性的制约,共性和个性在一定条件下相互转化。共性与个性的关系是关于矛盾问题的精髓。共性与个性的原理是分析和解决矛盾问题的根本原理。只有掌握共性与个性的原理,才能依据矛盾普遍性的原理对具体矛盾进行具体分析,正确认识矛盾和解决矛盾。

案例一 八纲辨证与人生观

一、案例

八纲具体指表、里、寒、热、虚、实、阴、阳八个纲领,其中阴阳是总纲。表里、寒热、虚实是病变过程中既对立又统一的矛盾现象,这三对证型分别从不同侧面来概括病情,其病变其实就是人体"和"的状态或关系被破坏的过程,常表现为阴阳的偏盛偏衰、脏腑的虚实变化、气机的升降失常等,其中表里失和,寒热失调,虚实偏颇等为具体表现,本质上为阴阳失和。我们在学生的人生观教育方面,需要树立"和"的思想,调和阴阳。在讲解过程中,我们需要以"和"作为指导思想,向学生阐释病理变化是人体"失和"的表现,诊疗疾病就是"调和"的过程。具体到当今社会,我们国家一直提倡构建和谐社会,这既是我们的远大理想,也是我们长期不懈奋斗的现实目标,需要我们在发展中求和谐,在化解矛盾中求和谐,所以和谐社会的构建离不开认识和解决矛盾,而解决矛盾的理论基础就是对立统一规律,八纲辨证就是该规律的体现,表与里、寒与热、虚与实是病变过程中既对立又统一的矛盾现象,这三对证分别从不同侧面来概括病情。同时也要将这种"和"思想运用到具体的生活实践当中,如学生在人际关系交往中应当保持"不偏不倚,中正平和"的态度,能够积极听取老师或同学们的不同意见,抱有"和而不同"的心态。再比如,中国1953年提出的"和平共处五项原则"的外交方针,党的十八大提出的社会主义核心价值观以及"人类命运共同体"意识,在2013年提出的横跨亚非欧"一带一路"建设等事例,小到个人,大到国家,无不体现"和"思想,所以老师应当引导学生在学习和生活中培养并具体运用这种思想。

二、教学设计与实施过程

(一)结合社会现状穿插教学

结合社会现状,从当今的社会现状入手,高压的社会环境对人体脏腑经络的生理功能有较大的影响,从而损害人的身心健康。不利的社会环境,如家庭纠纷、邻里不和、同事之间关系紧张等,可破坏人体原有的生理和心理的协调稳定,不仅易引发某些身心疾病,而且常使某些原发疾病如冠心病、高血压、糖尿病、肿瘤的病情加重或恶化,甚至死亡。从中医角度来说,上述不利的社会因素会导致人体"和"的状态被打破,具体到人体会导致气血失调,如果要恢复到调和平衡状态,需要运用八纲辨证的思维方式。以现实素材作为切入点,可以有效激发学生的学习兴趣,加深知识点的理解与记忆。

(二)提问启发式教学

结合以前学习的中医知识,有针对性地提出教学问题,如外感六淫的致病特点是什么?风寒感冒、风热感冒与外感六淫的关系?与八纲辨证的关系?具体的病症表现有哪些?如何运用八纲辨证确定病位和病性?通过提问,学生对外感病的常见原因、定位诊断的症状加深理解,培养学生发散性思维,激发学生的学习兴趣。

(三)病案分析式教学

中医诊断学是基础理论与临床各科之间的桥梁,与临床实践密切相关,在教学过程中可以设置临床病案分析,如讲风寒感冒、风热感冒和阳虚感冒的临床表现时,分别列举典型病例,让学生分组进行讨论,然后分别汇报讨论分析结果,教师逐一进行点评,这种教学方法有助于学生将八纲理论运用到具体的临床实践当中,促使学以致用,培养学生的辩证思维能力,为学生的后期临床实践奠定基础。

（四）多种教学手段并用方式

利用PPT为主、板书为辅的教学手段，借助网络教学辅助平台等，多种教学方法并用，综合实施，使理论讲授、课下实践、习题演练相结合，从而加深学生对重点内容和难点内容的理解和掌握。

三、教学效果

（一）教学目标达成度

1. 过程方法目标　采用穿插社会现状、案例式教学、提问启发式教学以及多种教学方法并用的方式，由点及面，深入浅出，将理论与实践有机结合，以达到激发学生兴趣，强化知识点的目的。

2. 知识与技能目标　掌握八纲辨证的概念及其内容；掌握表证、里证、寒证、热证、虚证、实证、阴证、阳证各自的概念、临床表现、辨证依据；掌握表证与里证、寒证与热证、虚证与实证、阴证与阳证的鉴别要点；掌握寒热真假、虚实真假的概念、病机、证候特点及鉴别要点，使学生对表里证、寒热证、虚实证加深理解，激发学习的热情和动力。调动学生在中医思维的框架内积极思考，培养学生判断分析能力，初步运用辩证思维方法诊察病情、识病辨证，为走向临床奠定理论基础。

3. 情感态度目标　通过对八纲的学习，培养学生对中医的热爱，树立中医哲学观与科学精神，培养中医思维，强化思辨意识，树立中医自信，厚植家国情怀。

（二）教师反思

1. 课堂互动缺乏或学生跟不上老师的节奏　部分学生对前期所学知识掌握不足，缺乏中医系统思维，部分同学不能做到课前预习，上课时缺乏互动，不能跟上老师讲课的节奏，反映进度快或内容太多，导致学生上课分心或对新知识丧失信心。

教学反思：在讲课时注意前后章节在知识上的内在联系，适时地不断重复，并不时地提问来测试学生的复习效果。要求学生课前10分钟提前进教室预习及复习，把握有效学习时间，可随时记录发现的问题或与老师及时沟通。充分利用慕课资源，自主加强线上网络学习，同时加强与学生的交流和沟通，及时了解学生学习的情况，提供多种师生交流的途径，如微信、课堂派等方式，鼓励学生之间开展学习互助活动，自由组合成学习小组。

2. 学生学习方法的问题和多媒体教学的弊端　课堂学习与课下预习不能有效结合，由于学生基础不尽相同，部分学生尚未找到适合自己的学习方法，因此在课堂上总是急于在书上划重点或者是记笔记，尤其是课件信息量大，而学生所记的很多都是书上的概念或基本知识。

教学反思：在学生课前预习时，要求将基本概念或有疑问的知识点进行标记，带着问题有目的性地听课。教学时强调重点，明确掌握和了解的要求。教学课件在网络教学平台展示，有利于学生自主复习，为课堂教学节约时间提高效率。

（三）学生反馈

教师将课程的重点概念和主要内容及时强调，每节课结尾处总结并简要强调本节重点,使学生学习做到有的放矢,加强基本知识点和难点的理解与应用,结合临床医案分析等手段,激发学生学习的热情。教师将教学内容与生活实际、社会现状结合,在具体教学过程中,可以将教学内容与生活实际、社会现状相结合,不仅可以深化对八纲辨证的认识,而且将中医辨证方法应用于解决社会问题,从而将中医理论与方法应用外延扩大化,使其发光发热。在此,进一步总结了如下几点。

1. 提高实践教学比重　中医是一门实践性很强的学科,因此,增加实践教学的比重是非常必要的。例如,增加临床实习的机会,让学生能够更深入地了解中医的临床应用;同时,也可以增加实验室实践环节,让学生亲手操作,这有助于更好地理解理论知识,增强动手能力。

2. 加强理论教学系统性　中医理论博大精深,为了让学生更好地掌握中医理论,可以按照知识点的逻辑顺序进行讲解,避免跳跃和重复。同时,对于重点和难点,教师可以多花些时间进行深入的讲解和生动的展示,从而更好地帮助学生理解。

3. 增加病例分析内容　在实际学习过程中,学生发现病例分析是帮助理解中医临床应用的重要方式。通过分析真实的病例,学生可以更好地理解中医的诊断思路、治疗方法以及治疗效果。因此,建议在教学中增加病例分析的内容,这不仅可以增强学生的学习兴趣,还可以提高学生的临床思维能力。

4. 完善教材和教辅资料　教材和教辅资料是学习的重要工具。为了让学生更好地学习,建议学校选用内容全面、系统、准确的教材,同时提供丰富的教辅资料,如数字化教材、网络课程等,新形式的、具有便捷化特点教材资料或许更能够满足大部分学生的学习需求。

案例二　八纲辨证与发展观、矛盾观

一、案例

(一)课程思政教学示例一:八纲辨证与共性和个性相结合的方法

八纲辨证是一种强调证候共性和个性相结合的分析方法,在重点分析证候的病因、病性等本质共性的同时,注重把握其变化特点和发展规律。讲解八纲的基本证候时,应有机结合辩证唯物主义和历史唯物主义的世界观和方法论,采用共性和个性相结合的教育理念,提高学生对知识的接受度,培养学生的辩证思维能力,使学生不仅能够熟练灵活地辨别疾病的基本属性,更能将这种思维方式运用于生活中辩证地分析问题,解决问题。推而广之,在课程思政教育过程中,教师既要把握共性,坚持党的教育方针,确立好思想政治教育的价值取向;也要重视个性,结合中医诊断学课程特点,及时了解和掌握学生的学习需求,使思想政治教育与学生的学情需求相结合,将理论有效地运用于教学实践。

（二）课程思政教学示例二：八纲辨证与发展观、矛盾观

在教学过程中有针对性地提问并设置具体临床病例分析，加深学生对八纲证候之间相互关系的理解，培养学生灵活的辩证思维能力和缜密的逻辑思维能力，实现原则性与灵活性的辩证统一。例如，讲解八纲证候间证候相兼、证候错杂及证候转化的内容时，告诉学生应当用联系的、发展的观点去认识学习，即辩证思维能力（灵活性）；讲解证候真假的内容时，告诉学生应当透过现象看本质，善于抓住事物的主要矛盾和规律，即缜密的逻辑思维能力（原则性），鼓励学生将这种思维方式有机结合，灵活运用到学习和生活当中，为分析问题、解决问题提供一种行之有效的方法。

二、教学设计与实施过程

（一）情景式教学

情景式教学是以生动形象的情境激起学生学习情绪为手段的一种教学方法。设定情境、角色扮演、小组讨论、汇报点评等方式，使教学内容直观、形象，学生能很快进入教学情境中，以此达到理想的教学效果，激发学生学习兴趣，培养其团队合作意识、沟通技巧和哲学思维。在八纲辨证实训中，对辨证方法以及注意事项有意识地引导，将马克思主义哲学观内容融入情景式教学过程，同时注意通过教师自身的言传身教向学生传达人文关怀的内容。

（二）思维导图教学

在教学过程中采用思维导图进行课程的设置，可以更快更有效地进行课本知识的传授，促进教学效率和质量的提高。在八纲辨证的教学过程中，融入思维导图教学，可以将八纲的关键词和核心内容整理、绘制成思维导图，加强学生对所学知识点的理解并将所学内容进一步深化。同时，教师可以利用思维导图进行课程的教学设计，促进师生形成系统的知识体系，进一步加强对所学和所教内容的整体把握，而且可以根据教学过程的实际情况做出具体合理的调整。

（三）探究式教学

探究式教学需要教师根据教学目的和内容，精心考量，提出难度适度、逻辑合理的问题，而且在教学过程中，教师要善于诱导，如提问你对马克思主义哲学观内容了解多少？你认为马克思主义哲学观和中医诊断中的八纲辨证有关系吗？具体表现有哪些？你有什么不同的见解？把学生的讨论推向高潮。讨论中，教师要做到：关注讨论的进程和存在的问题，及时进行调整和引导；要发现多种结论，特别注意和自己备课时不一致的结论，变教案为学案；要充分调动学生讨论的积极性，及时发现优点，特别是善于捕捉学生的"闪光点"，及时给予鼓励。教学讨论过程中要使学生思维碰撞，激发其表现欲，充分发挥学生的主观能动性，以达到预期教学效果。

三、教学效果

（一）教学目标达成度

1.过程方法目标　采用情景式、探究式以及思维导图方式，由点及面，深入浅出，将

理论与实践有机结合,以达到激发学生兴趣、强化知识点的目的。

2. 知识与技能目标　掌握表证与里证、寒证与热证、虚证与实证、阴证与阳证的鉴别要点;掌握寒热真假、虚实真假的概念、病机、证候特点及鉴别要点,使学生对表里证、寒热证、虚实证加深理解,激发其学习的热情和动力,促使学生在哲学思维的框架内积极思考,培养学生判断分析能力,初步运用辩证思维方法去诊察病情、识病辨证,为走向临床奠定理论基础。

3. 情感态度目标　通过对马克思主义哲学观与八纲融合的学习,培养学生的哲学思维,树立中医哲学观,发展思辨精神,为中医的辨证论治奠定基础。

(二)教师反思

1. 个别学生学习积极性不高,参与度差　个别学生专业思想未巩固,没有认清学习的重要性,还没有从被动的学习变成主动的学习。

教学反思:需要强调中医诊断的重要性。中医诊断学是理论联系实践的桥梁科目,只有学好中医诊断,才能为学好临床各科做好铺垫;结合中医药治疗的有效病例,适时对学生进行专业思想的教育,使其树立学习的目标和方向,在以后的社会竞争中保持优势。

2. 实际操作能力缺乏及缺少实践的环境和氛围　部分学生实际动手能力不足,对八纲辨证的基本方法尚不熟练,对辨证要点的把握不够精准,存在笼统模糊的问题,且临床实践次数不多。

教学反思:要求学生对重要知识点背诵牢记,可以通过定期提问或考试的方式进行强化加深;运用八纲辨证方法,并结合具体病案进行训练,鼓励学生从解决自己或家人的病痛着手,学以致用,以激发学生学习的动力和兴趣。

(三)学生反馈

中医学是伴随中国古代哲学的产生而产生,发展而发展的。教师可以从马克思主义哲学的不同角度,如实践与认识的关系、事物普遍联系的观点及事物都是矛盾统一体的观点等,以八纲辨证内容为素材,向学生阐述中医辩证思维的特点与内涵。具体内容如下:教师可以引导学生理解中医思维是在长期的医疗实践中形成和发展的,运用八纲辨证的内容培养学生的思维方式,同时达到巩固教学效果,强化知识点的目的。八纲辨证是中医各种辨证的总纲,教学过程中可以将整体观念穿插到八纲辨证教学过程中,引导学生认识到中医思维的整体性,这有助于学生全面考虑患者的病情和病因,为后期的临床实践奠定基础。中医思维在临床诊疗过程中注重辨证施治,教师可以将八纲辨证内容融入到中医辩证思维方式的培养过程中,有助于学生更加准确地理解中医理论,激发学生的学习兴趣,并充分彰显中医思维的独特性和科学性。

案例三 八纲辨证与中医经典传承

一、案例

(一)课程思政教学示例一:八纲辨证与人文关怀

八纲是中医问诊的重要内容之一,学生们以后会到医院进行临床见习,直接接触患者。所以,在讲解过程中应当教会学生如何接诊,如何与病人交流,获得病人信任以采集真实的病情资料,培养学生接诊和医患沟通的能力,让学生们感受作为医生的使命感和责任心。同时可以结合孙思邈《大医精诚》的部分内容引导学生树立"大医之心",正如文中所言:"凡大医治病,必当安神定志,无欲无求,先发大慈恻隐之心,誓愿普救含灵之苦……如此可为苍生大医",使学生知道作为一名优秀的医生,除了有精湛高明的医术外,还需要有高尚的医德,以病人为中心,平等对待每一位患者,即人文关怀与医生的医技水平同等重要,不可偏废,并且人文关怀思想教育应融入中医诊断学课程教学的全过程。

(二)课程思政教学示例二:八纲辨证与经典传承

中医八纲辨证是中医诊断的基本方法之一,也是传统中医学习的重要内容之一。它通过对患者病情的分析,综合运用望闻问切等手段,将患者的症状归纳为阴阳表里、寒热虚实等八个方面,从而明确病情特点,确定治疗方向。中医八纲辨证的理论基础源于古代医家的经验总结,学习八纲辨证有助于学生更好地理解和传承中医经典,保持中医学术的连续性和稳定性。中医八纲辨证在中医教育中具有重要的教育意义,它不仅帮助学生深入理解中医理论,提高临床实践能力,还强调了个体化治疗和传承中医经典的重要性。

中医经典是中医学的基础,包含了丰富的理论和实践经验,凝结了中医学历代传承的真理性智慧。而八纲辨证是中医辨证的基本理论之一,与辨证论治密切相关。八纲包括寒热、虚实、内外、阴阳四个对立面和表里、上下、前后、左右四个相对面。而关于八纲辨证的经典著作,《伤寒论》《金匮要略》《格致余论》《名医别录》等古代中医经典均有较为详尽的八纲辨证内容,是同学们学习中医所必须重点研读的经典著作。在这些经典当中,《格致余论》是明代李东垣所作的一部中医经典,全书分为"阴阳、寒热、虚实、表里、气血、经络、脏腑、病证"八大部分。其中"寒热、虚实、内外、表里"这四个八纲的辨证内容被详细地论述和解释。《名医别录》是唐代张介宾所撰写的一部中医学经典,全书按寒热、虚实、内外、阴阳、经络、五脏、六腑、饮食等八大类别进行分类。在此经典著作中,张介宾详细地讲解了八纲辨证的理论和临床运用。

在教学过程中,教师应当注重将经典著作渗透在教学过程之中。课堂以及课后学习与教授时,应积极主动引导学生品读经典,学习经典。学生通过学习经典,可以深入了解中医学的核心思想、理论体系和治疗方法,掌握中医诊断与治疗的基本原则。与八纲辨证相关的一系列中医经典著作凝聚着中华民族千百年来的智慧和历史记忆,是中华文化的重要组成部分。教师应当争取使学生通过学习和传承经典,将中医的智慧与价值观传承下去,维护中医的独特性和地位。

(三)课程思政教学示例三:八纲辨证与健康教育

八纲辨证和健康教育是中医学中的两个重要概念,它们之间存在着密切的关系。八纲辨证是中医辨证施治的基本方法之一,通过观察和分析病人的症状、脉象、舌苔等信息,归纳为八纲(即表里、寒热、虚实、阴阳),从而确定病人的证候类型,制订相应的治疗方案。健康教育是一种促进个体和群体健康的综合行动,旨在通过传播健康知识、培养健康技能、促进健康行为,增强人们的健康意识,提升健康水平。健康教育的目标是预防疾病、促进健康,培养人们自我管理健康的能力。

中医的八纲辨证是基于对疾病发展规律的认识,通过辨别病人的证候类型进行治疗。中医的八纲辨证注重个体化治疗,根据每个人的具体情况制订针对性的治疗方案。教师基于中医八纲辨证的真理性理念,日常对学生进行健康教育,致力于促进学生首先改变自身不健康的生活方式和行为习惯。此外教师通过教授八纲辨证,能够引导学生积极主动调整饮食、作息等方面的习惯。并且在健康教育的基础上,通过传播中医健康保健及预防知识和培养健康技能,例如注重平衡和调节身体的阴阳、寒热等方面,倡导综合保健观念,鼓励学生在生活、饮食、运动等多个方面采取综合措施,保持身心健康,来引导学生养成良好的健康行为。教师以八纲辨证科学理念进行引导,从而促进学生健康素养水平的提升。

八纲辨证和健康教育相互关联,共同促进健康管理和疾病预防。八纲辨证提供了中医辨证施治的基本方法,而教师进行健康教育则进一步为学生提供了科学的健康知识和指导原则,帮助学生维持良好的健康状况,提升其健康素养水平,进而达到健康教育的目的。

二、教学设计与实施过程

(一)情景式教学

情景式教学是以生动形象的情境激起学生学习情绪为手段的一种教学方法。设定情境、角色扮演、小组讨论、汇报点评等方式,可以使教学内容直观、形象,学生能很快进入教学情境中,以此达到理想的教学效果,激发学生学习兴趣,培养团队合作意识、沟通技巧和哲学思维。在八纲辨证理论教学和实训教学实训过程中,对辨证方法以及注意事项有意识地引导,将健康教育、人文关怀以及经典传承相关内容融入情景式教学过程,同时注重通过教师自身的言传身教向学生传达人文关怀的内容。

(二)思维导图教学

在教学过程中的过程中采用思维导图进行课程的设置,可以更快更有效地进行课本知识的传授,促进教学的效率和质量的提高。在八纲辨证的教学过程中,融入思维导图教学,善于挖掘与分析健康教育、人文关怀以及经典传承与八纲辨证的内在关系,梳理总结关键词和核心内容,并整理、绘制成思维导图,加强学生对所学知识点的理解并将所学内容进一步丰富深化。同时,教师可以利用思维导图进行课程的教学设计,促成师生形成系统的知识体系,进一步加强对所学和所教内容的整体把握,而且可以根据教学过程的实际情况做出具体合理的调整。

(三)广角度、多层次启发式教学

广角度观察问题、多层次分析问题也是一种基本素养和重要能力。运用广角度、多层次思维的教学策略是提高学生思维能力的有力措施和重要保证。这需要教师根据教学目的和内容,精心考量,提出难度适度、逻辑合理的问题,而且在教学过程中,教师要善于诱导,如提问你对健康理念、传统文化及人文素材内容了解多少? 你认为传统文化和中医诊断中的八纲辨证有关系吗? 具体表现有哪些? 你认为将传统文化融入教学是否会提高教学效果? 你有什么不同的见解? 旨在启发学生思维,引导学生去发现并解决问题,发挥学生的主观能动性,同时拓展学生的眼界,丰富知识面。

三、教学效果

(一)教学目标达成度

1. 过程方法目标　采用情景式、思维导图方式以及广角度、多层次启发式教学,将"软知识"与中医理论有机融合,以达到提高学生兴趣、拓展知识面,强化中医情怀,掌握知识点的目的。

2. 知识与技能目标　从不同角度认识八纲辨证,理解其内涵,掌握其核心内容,引导学生将"软知识"与中医内容联系融合,从中获取新的感悟体会,进一步深化对中医的认识与理解。

3. 情感态度目标　通过对健康理念、经典传承以及人文关怀与八纲融合的学习,培养学生的道德情操与学术精神,树立中医情怀,为中医的发展传承奠定思想基础。

(二)教师反思

1. 个别学生学习积极性不高,参与度低　个别学生专业思想未巩固,没有认清学习的重要性,还没有从被动的学习变成主动的学习。

教学反思:强调中医诊断的重要性。中医诊断学是理论联系实践的桥梁科目,只有学好中医诊断,才能为学好临床各科做好铺垫;结合中医药治疗的有效病例,适时对学生进行专业思想的教育,使其树立学习的目标和方向,在以后的社会竞争中保持优势。

2. 实际操作能力缺乏及缺少实践的环境和氛围　部分学生实际动手能力不足,对八纲辨证的基本方法尚不太熟练,对辨证要点的把握不够熟悉精准,存在笼统模糊的问题。临床实践机会次数不多,且在实践环节不够专注于实践锻炼。

教学反思:教师可以要求学生对重要知识点背诵牢记,可以通过定期提问或考试的方式进行强化加深;运用八纲辨证方法,并结合具体病案进行训练,鼓励学生以解决自己或家人的病痛为突破点,学以致用,激发学生学习的动力和兴趣。

(三)学生反馈

除了健康教育、经典传承以及人文关怀之外,希望教师以在中医八纲辨证的教学中多方面地提升学生的实践动手能力和兴趣。

1. 引入案例分析　教师可以引入真实的八纲辨证的相关临床案例,让学生亲身参与分析。通过分析案例,学生可以更好地理解八纲辨证的原理和方法,同时也能提高他们的学习兴趣。

2. 组织实践操作　教师可以组织学生进行实践操作,例如让学生进行脉诊、舌诊等实践操作,让他们亲身感受中医的诊断方法。通过实践操作,学生可以更好地掌握中医的实践技能,提高他们的动手能力。

3. 利用现代化教学手段　教师可以利用现代化的教学手段,例如,数字化教材、网络课程等,让学生通过多媒体、网络等途径进行学习。这样可以增加学习的趣味性和互动性,提高学生的学习兴趣。

4. 开展小组讨论与合作学习　教师可以组织学生进行小组讨论和合作学习,让他们在互相交流和合作中学习和掌握知识。这样可以培养学生的协作能力和团队精神,同时也能提高他们的学习效果。

第七章　病性辨证

病性辨证是在中医学理论指导下，对四诊所得的临床资料进行综合分析，从而确定病性的辨证方法。

所谓病性，是指疾病当前病理变化的本质属性，是对疾病一定阶段整体反应状态的概括。由于病性是导致疾病当前证候发生的本质性原因，因而也有称病性为"病因"者，即"审症求因"。这里的"因"既包括导致疾病发生的原始病因，如外感六淫、疠气、七情内伤、饮食失宜、劳逸失度及外伤等，也包括气、血、精、津、阴、阳等正气的虚损及气血、脏腑等功能失常所导致的各种病理产物的阻滞。病性辨证的任务就是在中医病因、病机及气血津液理论指导下，根据疾病表现于外的症状、体征，推求疾病当前病理变化的本质属性。

具体来说，即根据传统的病因辨证、气血津液辨证、阴阳虚损辨证等得出反映病变性质的基础证，如风淫证、气虚证、血瘀证、痰证、阴虚证等，是临床施治的重要依据。

本章重点介绍六淫辨证、阴阳虚损辨证、气血辨证及津液辨证的内容。

一、教学目标

1.知识目标

（1）掌握风淫证、寒淫证、暑淫证、湿淫证、燥淫证以及火淫证的证候表现、证候分析和辨证要点；掌握阳虚证、阴虚证、亡阳证以及亡阴证的证候表现、证候分析和辨证要点；掌握气虚类证、气滞证、血虚类证、血瘀证、血热证、血寒证、痰证、饮证、水停证、津液亏虚证各自的概念、临床表现及其辨证依据。

（2）熟悉六淫证的概念；阴阳虚损的概念；熟悉气虚证、血虚证的病因病机及临床常见的气血同病证候；熟悉气逆、气闭的概念、临床表现及瘀血形成的原因、血瘀证与气滞证的因果关系的概念。

（3）了解常见的风淫证、寒淫证、暑淫证、湿淫证、燥淫证以及火淫证的相关证型；了解常见的阳虚证、阴虚证、亡阳证以及亡阴证的相关证型；了解气脱证与亡阳证、亡阴证之间的关系及血脱证与亡阳证、亡阴证之间的关系。

2.能力目标

(1)能够掌握六淫证的证候表现和辨证要点;能够掌握阴阳虚损的证候表现和辨证要点;能够掌握气血津液辨证的证候表现和辨证要点。

(2)通过课上提问、启发思维,调动学生在中医思维的框架内积极思考,提高学生判断分析能力,能够初步运用辨证思维方法去诊察病情、识病辨证,为走向临床奠定理论基础。

3.思政目标

(1)通过学习六淫辨证、阴阳虚损辨证、气血津液辨证,调动学生学习主观能动性和积极性,使其端正学习态度,激发学生对中医的学习兴趣。

(2)通过针对本章实践技能的训练,培养学生团队协作能力,让学生体会团队合作的重要性,以及培养学生独立思考的习惯。

(3)通过课下讨论交流和布置作业的形式,培养学生主动学习的能力,加强知识的内在转化。

二、相关知识板块的思政元素分析

(一)对立统一的矛盾观

六淫与六气都是指风、寒、暑、湿、燥、火,一年四季六种不同的气候变化,如春风、夏暑(火)、长夏(湿)、秋燥、冬寒,决定一切植物生、长、化、收、藏的过程。人们长期生活在其中,对这种正常的气候变化产生了一定的适应能力,因此,这六种气候不易使人致病。如果这六种不同气候在一定时期内发生异常急骤的变化,或人体的正气不足,抵抗力降低,则会失去相对的平衡状态,六气就变成致病的邪气,侵袭机体引起疾病。在这种情况下,六气,就称为"六淫",又称"六邪"。因此,增强自身的正气,可以有力地抵抗邪气的侵袭,如内经中所说:"正气存内,邪不可干。"我们既要养身体的正气,也要养精神的正气。如孟子说:"吾善养吾浩然之气。"如何养正气呢?"难言也。其为气也,至大至刚,以直养而无害,则塞于天地之间。其为气也,配义与道"。由此引导学生从中华优秀传统文化中学习如何提高自身修养,增强抵御歪风邪气的能力。

(二)奉献精神

学习暑淫证时,导入盛夏核酸检测时,河南中医药大学第一附属医院医护人员王子涵中暑晕倒的新闻报道。

通过王子涵中暑晕倒的新闻报道,学生可以学习中暑的表现,深化暑淫证的学习。暑假疫情时期,医护人员为了守护大家的健康,勇敢地站出来,冒着酷暑,穿着厚厚的防护服,长时间超负荷工作,不辞辛劳,做"最美逆行者";通过讲述我们自己身边的人和发生的事,学生深受感动,从而深刻体会作为医护人员的初心和使命,感受医者伟大的"逆行精神",为日后成为医者树立了榜样。

(三)平衡思维

向学生介绍平衡思维在中医诊断中的运用,让学生认识到中华优秀传统文化对中医思维的影响。平衡是中国古代整体思维形态之一。平衡,又称中和、中道。平衡思维的基本特征是注重事物的均衡性、适度性。平衡思维在中医学中作为科学形态,是用来论述生命运动的规律的。无过无不及谓之平衡,过或不及谓之失衡。阴阳消长稳定在一定范围内,人体与环境之间才能保持正常的平衡状态。如阴阳消长超越了一定的限度(指维持平衡的限度,即条件),则平衡被打破,在自然界则引起灾害,在人体则引起疾病。

阴阳学说把人体正常的生理活动概括为"阴平阳秘""阴阳匀平",即人体中阴阳对立统一,矛盾双方基本上处于相对平衡状态,也就是阴阳双方在量的变化上没有超出一定的限度,没有突破阴阳协调的界限,所以人体脏腑功能活动正常。只有物质和功能协调平衡,才能保证人体的正常生理活动。所有相互对立的两个方面都是如此相互依存的,任何一方都不能脱离另一方而单独存在。如果双方失去了互为存在的条件,有阳无阴谓之"孤阳",有阴无阳谓之"孤阴"。孤阴不生,独阳不长,一切生物也就不能存在、生化和滋长了。

(四)取象思维

《吕氏春秋·尽数》:"流水不腐,户枢不蠹,动也。"比喻经常运动的事物不易受到侵蚀,可以保持很久不变坏。这句话蕴含了一个深刻的哲学理念,运动是事物的本质属性和存在方式,所以经常流动的水是不会变为死水的,说明了"动"的重大意义,即生命在于运动,宇宙间万事万物都在运动,运动起来才能求得发展,运动才能带来生机与活力。

对于我们的身体而言,运动可以让体内的气血津液运行通畅,避免由于气滞而产生痰、饮、湿、瘀血等病理产物。同样,同学们也需要付出实际的行动,不断追求进步,勤勉好学,人生才会越来越丰满充实,就像流动的水一样,永远在自我更新中,才不会像一处静止的水潭一样变得腐臭。

案例一 六淫辨证与对立统一的矛盾观

一、案例

(一)课程思政教学示例一:对立统一的矛盾观

在中医理论中,六气和六淫是两个非常核心的概念。六气,即风、寒、暑、湿、燥、火,是自然界正常的气候变化。然而,当六气发生异常时,便成了六淫,即风邪、寒邪、暑邪、湿邪、燥邪和火邪。此时,这些异常的气候因素便成了致病因素,影响人体的健康。

首先,六淫和六气的概念体现了自然环境与人体之间的互动关系。六气是自然界的正常气候,而六淫则是这些气候的异常状态。这种对立关系揭示了人与自然环境的相互影响,体现了中国古代"天人合一"的思想。其次,正气存内,邪不可干的思想在中医理论中占据了重要的地位。它强调了人体自身抵抗疾病的能力。当人体正气充足时,即使遭遇六淫的侵袭,也能有效抵御。反之,当人体正气不足时,就容易受到六淫的影响而生病。这种思想体现了中国古代对于健康和疾病的辩证看法,强调了预防为主,治疗为辅的理念。再者,六淫与六气的对立统一关系还体现了中国古代的矛盾观。六淫和六气是一对矛盾的两个方面,既相互依存,又相互制约,在一定条件下,它们还可以相互转化。这种对立统一的关系,实际上是对自然规律的一种概括和总结。

综上所述,六淫与六气的对立统一以及"正气存内、邪不可干"的思想,不仅体现了中国古代医学的理论精髓,也融入了中华优秀传统文化中的哲学思想和价值观念。它让我们认识到人与自然和谐共生的重要性,理解到健康与疾病的辩证关系,并启示我们要以积极乐观的态度面对生活中的挑战和困难。

(二)课程思政教学示例二:注重身心修养,抵御歪风邪气

作为一名大学生要注重身心修养,增强抵御歪风邪气的能力。

修身是指通过修炼身心,使自己的身体和心灵得到净化和完善。养性是指培养自己的性格和品德,使自己成为一个有道德、有修养的人。身心修养,需要注重以下几点:①保持内心的平静和安宁。遇到事情要冷静思考,不要被情绪所左右,以平和的心态处理问题。②培养正直的品德。正直是立人之本,要做一个正直的人,不偏不倚,公正无私。③注重个人形象的塑造。一个人的形象往往能反映其内在修养,要注重仪表、言谈举止等方面的细节,以良好的形象赢得他人的尊重。

善于从传统文化中汲取智慧和养料。传统文化中蕴含着丰富的智慧和哲学思想,如儒家思想的"中庸之道""仁爱之心",道家思想的"无为而治""顺其自然",佛家思想的"慈悲为怀"等。学习这些智慧和哲学思想,可以帮助我们更好地了解世界和自己,提高自身修养和抵御歪风邪气的能力。

培养高尚的道德品质。高尚的道德品质是提高自身修养和抵御歪风邪气的关键。大学生应该注重培养自己的道德品质,如诚实守信、尊重他人、宽容大度、助人为乐等。同时,要避免不良的行为习惯和思想观念,如虚伪、自私、冷漠等。只有具备高尚的道德品质,才能赢得他人的尊重和信任,增强抵御歪风邪气的能力。

融入集体,与他人共同成长。在传统文化中,集体意识和与他人和谐相处也是非常重要的。我们应该积极融入集体,与他人共同成长。通过与他人的交流合作,我们可以相互学习、相互帮助,不断改进自己的不足之处,提高自身的修养和抵御歪风邪气的能力。

保持积极向上的心态。积极向上的心态是提高自身修养和抵御歪风邪气的关键之一。我们应该保持乐观的心态,相信自己能够克服困难和挑战,迎接未来的挑战。同时,我们也要关注自己的身体健康和心理健康,合理饮食、规律作息、适度锻炼等都是保持健康的重要方法。只有身心健康,才能更好地提高自身修养和抵御歪风邪气的能力。

总之,通过修身养性、学习传统文化的智慧和哲学思想、培养高尚的道德品质、融入集体、保持积极向上的心态等方法,我们可以不断提高自身的修养和能力,迎接未来的挑战。

二、教学设计与实施过程

(一)提出问题 引出思政

教师通过回顾中医基础理论中关于"六气与六淫"的相关知识,提问"六淫与六气"两

者之间有何区别和联系? 六气与六淫之间存在着什么样的哲学道理? 从《黄帝内经》"正气存内,邪不可干",引出作为一名大学生应如何提高身心修养,增强抵御歪风邪气的能力?

（二）小组合作　引导思政

教师鼓励学生通过小组合作共同查阅相关资料回答以上问题,教师通过各个小组的回答进行总结,引导学生归纳出"六气与六淫"这一思政案例中蕴含的思政元素,如:"天人合一"的思想、矛盾论及治未病思想等。通过小组合作激发学生兴趣及学习自主性,教师适时引导,将思政之"盐"溶于讨论之中。

（三）老师教学　融入思政

教师通过讲解六淫辨证的相关知识,将思政案例蕴含的思政元素融入理论教学之中,教导学生在面对社会不正之风时,要注意提升自身修养,提高抵御外邪的能力。

（四）归纳总结　回味思政

教师通过回归六淫辨证的内容,教育学生注重自身修养的重要性。学会用"天人合一"的思想、矛盾论及治未病思想解决具体问题,把自身发展与国家命运相结合,做能担当时代大任的好青年。

三、教学效果

（1）通过对中医四诊、八纲辨证、六淫辨证的学习,学生已经能够采集患者的病情信息,并且运用六淫辨证的基本方法对患者的病情做出判断,同时也认识到中医诊断主要解决的问题是症与证,要将整体观念和辨证观念贯穿于中医学的始终。

（2）授课对象为大学二年级学生,思维活跃,吸收能力强,有一定探究问题的能力,课堂气氛较好,大多数学生在教师引导下能够积极参与课堂教学互动及网络平台等互动。但在临床中较为感性、欠缺直观经验。

（3）学生已具备中医基础理论的相关知识,对疾病病因病机有一定的认识,但专业知识掌握较浅。

案例二　六淫辨证与奉献精神

一、案例

在盛夏的炎炎烈日下,一场与暑邪的战斗正在展开。当阳光炙烤着大地,在热气腾腾的街头,人们都在寻找一丝丝的清凉,而有一群人,他们却毅然决然地站在了前线,他们就是河南中医药大学附属医院的医护人员。

其中,一个叫王子涵的医护人员在核酸检测的过程中,因为中暑晕倒在了工作岗位上。这条新闻让我们感到震惊的同时,也让我们看到了医护人员的无私奉献和坚韧不拔。

中暑,在中医里被称为暑淫证,病因往往是感受暑热之邪,耗气伤津,且有伤暑证和中暑证之分。其症状包括口渴、乏力、头晕、恶心、呕吐等,严重者可能出现高热、昏迷等。在中暑的初期,我们可以采取一些措施来预防和治疗,比如及时补充水分、避免在烈日下暴晒、适当休息等。

而医护人员在面对中暑时不仅是治疗者,更是守护者。医护人员身着厚重的防护服,戴着厚重的手套,穿梭在医院的各个角落。汗水湿透了他们的衣服,附在身上,但他们依旧严谨认真地记录着患者的病情,用专业的技能和温暖的笑容为患者带去安慰和希望。王子涵晕倒的事件,让我们深刻体会到了作为医护人员的初心和使命。他们以救死扶伤为己任,不畏艰难险阻,为了患者的健康不惜付出一切。这种精神是医者伟大的"逆行精神"的体现,也是我们需要学习的。在这个充满挑战和机遇的时代,我们需要这样的榜样来引领我们前行。"逆行精神"是一种勇气和毅力的体现,它代表着不畏困难、不惧挑战、勇往直前的精神。这种精神是一种积极向上的态度,一种不屈不挠的勇气,一种永不言败的信念。

作为学生,我们要深刻领会这种精神,将其内化为自己的行为准则。培养"逆行精神",首先需要树立正确的价值观。我们应该明确自己的信念和追求,明确自己的目标和方向。只有这样,我们才能在面对困难和挑战时,保持清醒的头脑和坚定的决心。"逆行精神"需要我们勇于尝试新事物。只有不断地尝试新事物,我们才能不断地挑战自己,不断地拓宽自己的视野和经验。在这个过程中,可能会遇到失败和挫折,但是只要我们能够从中吸取教训,不断总结经验,就能逐渐培养出"逆行精神"。"逆行精神"需要我们坚持不懈地努力。只有通过不断地努力和坚持,我们才能克服困难和挑战,实现自己的目标和梦想。在这个过程中,我们需要保持耐心和毅力,不断地激励自己,让自己保持积极向上的态度和勇往直前的决心。"逆行"精神需要我们从失败中汲取经验。失败是成功的垫脚石,只有经历过失败的人才能更好地理解成功的意义。我们应该学会从失败中总结教训,找出自己的不足之处,然后努力改进和提高自己的能力。只有这样,我们才能在未来的挑战中更好地应对困难和挫折。

作为医学生,我们要学习医护人员的专业素养和人文关怀,培养自己的责任感和使命感。我们要了解医学的复杂性和艰巨性,认识到成为一名合格的医生需要付出艰辛的努力并持续地学习。但只要我们坚定信念、勇往直前,就一定能够实现我们的梦想。同时,我们也要关注医护人员的身心健康。在酷暑中长时间工作容易引发中暑和其他健康问题。而医护人员在面对中暑时不仅是治疗者,更是守护者。他们不畏酷暑,不惧疲劳,坚守在第一线,为了守护我们的健康,他们穿着厚厚的防护服,长时间超负荷工作,这种付出和努力让我们深感敬佩。

二、教学设计与实施过程

(一)提出问题 引出思政

教师通过介绍王子涵中暑晕倒的新闻报道。提出"什么是伟大的'逆行精神'？如何将其内化为自己的行为准则？从此新闻中有何领悟？"等问题。

(二)小组合作 引导思政

教师鼓励学生通过小组合作共同查阅相关资料回答以上问题,并对各个小组的回答进行总结,引导学生归纳新闻报道中蕴含的思政元素,如家国情怀、"逆行精神"等。通过小组合作激发学生兴趣及学习自主性,教师适时引导,将思政之"芽"根植于学生心中。

(三)老师教学　融入思政

教师通过讲解暑淫证的相关知识,将思政案例蕴含的思政元素融入理论教学之中,教导学生要学习"逆行精神",培养不畏困难、不惧挑战、勇往直前的精神。

(四)归纳总结　回味思政

教师通过王子涵中暑晕倒的新闻报道,教育学生应立足国情,坚定个人理想,树立良好的精神风貌,同时树立国家认同感与民族自豪感,将个人理想与国家命运相结合,做能担当时代大任的好青年。

三、教学效果

(1)通过对中医四诊、八纲辨证、六淫辨证的学习,学生已经能够采集患者的病情信息,并且运用六淫辨证的基本方法对患者的病情做出判断,同时也认识到中医诊断主要解决的问题是症与证,整体观念和辨证观念贯穿于中医学的始终。

(2)授课对象为大学二年级学生,思维活跃,吸收能力强,有一定问题探查能力,课堂气氛较好,大多数学生在教师引导下能够积极参与课堂教学互动及网络平台等互动。但在临床中较为感性、欠缺直观经验。

(3)学生已具备中医基础理论的相关知识,对疾病病因病机有一定的认识,但专业知识掌握较浅。

案例三　阴阳虚损辨证与平衡思维

一、案例

平衡思维是一种古老而深刻的哲学观念,它源于中国古代的阴阳五行学说。这种学说认为,宇宙间的一切事物都是由阴阳两种对立的力量所构成,它们相互依存、相互制约、相互转化,以此保持一种动态的平衡。这种平衡思维不仅贯穿了中国古代的哲学、文化、医学等领域,也深刻地影响了社会经济、文化等各个领域。

阴阳互根互用是平衡思维的核心内容之一。它指的是阴阳两种力量之间相互依存、相互制约的关系。具体来说,阴与阳之间相互依存,互为根本,没有阴就没有阳,没有阳就没有阴。同时,阴与阳之间又相互制约,阳压制阴,阴制约阳,互相排斥又互相吸引。这种相互依存、相互制约的关系维持了宇宙间一切事物的平衡与稳定。

阴阳互根互用对中医学产生了深远的影响。在中医学中,阴阳被视为人体健康的核心因素。阴阳平衡是人体健康的基础,一旦阴阳失衡,就会导致疾病的发生。

首先,阴阳互根互用对中医的诊断和治疗有着重要的影响。中医通过观察病人的症状和体征,判断阴阳的平衡情况。如果阳气过盛,就会导致阴虚,出现口干、舌燥、便秘等症状;如果阴气过盛,就会导致阳虚,出现腹泻、手脚冰凉等症状。中医通过调节人体的阴阳平衡来治疗疾病,例如通过滋阴补阳、温阳散寒等方法来调整人体的阴阳平衡。其次,阴阳互根互用对中医的养生和预防也有着重要的指导意义。中医认为,保持人体的阴阳平衡是养生和预防疾病的关键。通过合理的生活方式和饮食调养,可以调整人体的阴阳平衡,增强人体的免疫力,预防疾病的发生。例如,中医提倡早睡早起、适度运动、饮食均衡等生活方式,以保持人体的阴阳平衡。最后,阴阳互根互用也深刻地影响了中医的思维方式和哲学观念。通过理解和应用阴阳互根互用的平衡思维,中医能够更好地理解人体的生理和病理现象,更好地应对各种疾病和健康问题。同时,这种平衡思维也深刻地影响了中国文化的哲学观念和思维方式,成为中国文化的重要组成部分。

阴阳互根互用的平衡思维也可应用于社会经济方面。在经济发展中,市场和政府是两个最重要的力量。市场机制作为无形之手,引导着资源的配置和价格的波动;而政府调控就像"有形之手",通过政策手段来调节市场的过度自由或失控。在经济发展中,市场和政府之间必须保持一种平衡,才能实现经济的稳定和可持续发展。如果市场的作用过大,就会导致资源浪费,两极分化等分配的不公和经济的波动;如果政府的作用过大,就会抑制市场活力,阻碍经济的发展。因此,政府和市场之间需要相互协调、相互制约,以实现经济的平衡发展。

在社会稳定方面,阴阳互根互用的平衡思维提醒我们要认识到社会中不同力量之间的相互依存和相互制约关系。在一个健康稳定的社会中,不同的利益群体、不同的社会阶层、不同的思想观念之间应该保持一种平衡,相互促进、相互制约,以此维护社会的稳定和可持续发展。社会公平和效率之间也需要保持一种平衡。社会公平和效率是现代社会的两个重要目标,它们之间相互依存、相互制约。社会公平强调的是社会资源的合理分配和社会的平等与公正;而效率则强调的是生产力和经济效益的提高。如果过于强调社会公平,就会导致效率低下和社会动荡;如果过于强调效率,就会加剧社会不平等和资源分配的不公。因此,社会公平和效率之间需要保持一种平衡,以此实现社会的稳定和可持续发展。

此外,在文化领域中,阴阳互根互用的平衡思维也有着广泛的应用。例如,中国的书法艺术讲究"虚实相生",既要有实笔的刻画,又要留有空白,以虚实相生的方式来表现一种平衡的美感。音乐中也讲究阴阳平衡,既有高亢激昂的旋律,又有低沉安静的和声。这种平衡思维不仅体现在艺术形式上,更体现在文化内涵中。

二、教学设计与实施过程

(一)提出问题 引出思政

教师通过介绍阴阳互根互用,引出平衡思维。提出"什么是平衡思维? 平衡思维在中医学、社会及文化等的体现?"等一系列问题。

(二)小组合作 引导思政

教师鼓励学生通过小组合作共同查阅相关资料回答以上问题,并对各个小组的回答进行总结,引导学生归纳平衡思维在社会中的体现,如健康、经济、文化等。通过小组合作激发学生兴趣及学习自主性,教师适时引导,将思政之"芽"根植于学生心中。

(三)老师教学　融入思政

教师通过讲解阴阳虚损辨证的相关知识,将思政案例蕴含的思政元素融入理论教学之中,教导学生运用"平衡思维"来解决实际问题,注重事物发展的均衡性、适度性,做事不偏不倚。

(四)归纳总结　回味思政

教师通过介绍"平衡思维"在医学、社会、经济、文化中的体现,教育学生树立良好的精神风貌,学会正确处理个人发展和国家发展的关系,将个人理想与国家命运相结合,做能担当时代大任的好青年。

三、教学效果

(1)通过对中医四诊、八纲辨证、阴阳虚损辨证的学习,学生已经能够采集患者的病情信息,并能运用阴阳虚损辨证的基本方法对患者的病情做出判断,同时也认识到中医诊断主要解决的问题是症与证,整体观念和辨证观念贯穿于中医学的始终。

(2)授课对象为大学二年级学生,思维活跃,吸收能力强,有一定问题探查能力,课堂气氛较好,大多数学生在教师引导下能够积极参与课堂教学互动及网络平台等互动。但在临床中较为感性、欠缺直观经验。

(3)学生已具备中医基础理论的相关知识,对疾病病因病机有一定的认识,但专业知识掌握较浅。

案例四　气血津液辨证与取象思维

一、案例

《吕氏春秋·尽数》中提到:"流水不腐,户枢不蠹,动也。"强调了运动和流通的重要性。流水之所以能够保持清澈,是因为它不断地流动,不断地进行更新。同样地,人体的气血津液也需要不断地运行,才能保持身体的健康。气血津液是人体内的重要物质,它们不断地在体内运行,为身体提供营养和氧气,同时带走废物和二氧化碳。如果气血津液运行不畅,就会导致身体各个系统的紊乱和疾病。气血津液的运行障碍会导致水湿痰饮的产生。津液的生成、输布和排泄依赖于脏腑气机的升降出入运动,而当气行不畅时,津液就会停滞,形成水湿痰饮。这些痰饮水湿阻塞经络,阻碍气机的正常运行,导致气血流通更加不畅。中医认为,"百病皆由痰作祟",痰饮是许多病症的根源,它会导致经络阻塞、气滞血瘀,从而引发各种疾病,如癫、狂、痫、痴、脏躁等。

同时,我们也要保持心灵的流动和活力。心灵就像水一样,需要不断地流动才能保持清澈和活力。如果心灵停滞不前或者受到阻碍,就会导致负面情绪的产生,影响个人的发展和成长。同学们也需要通过实际的行动,不断追求进步,勤勉好学,人生才会越来越丰满充实,不会感到匮乏,就像流动的水一样,永远在自我更新中,才不会像一处静止的水潭一样变得腐臭。这句话还提醒我们要不断地挑战自己,尝试新的事物。只有通过不断地学习和成长,才能保持身体的健康和心灵的活力。而挑战自己也可以帮助我们拓宽视野、提高能力,为个人的发展打下坚实的基础。

一个人对某项事业或某个目标的选择,大体只有两种方案:要么做,要么不做。做则有实现的可能;不做,则永远不会有机会,永远只是一个美好的愿望,也就永远没有实现的可能。所以,要成就事业,要实现想象中的目标,重要的前提就是做,就是使自己尽快地运动起来,在运动中求得平衡,在运动中求得发展,在运动中达到自己的目的。

总之,"流水不腐,户枢不蠹"这句古训表达的是一种运动和流通的理念,对于人体的健康和个人成长有着重要的启示。我们应该注重身体的保养和防护,适当运动、规律作息、合理饮食、保持良好的心态,以保持身心的健康和活力。

二、教学设计与实施过程

(一)提出问题 引出思政

教师通过介绍气血津液的内涵,引出"运动观"。提出"什么是运动的生命? 生命的运动在中医学、个人成长及文化等的体现?"等一系列问题。

(三)小组合作 引导思政

教师鼓励学生通过小组合作共同查阅相关资料回答以上问题,并对各个小组的回答进行总结,引导学生归纳出"运动观"这一思政案例中蕴含的思政元素,如"流水不腐,户枢不蠹,动也"的思想等。通过小组合作激发学生兴趣及学习自主性,教师适时引导,将思政之"盐"溶于讨论之中。

(三)老师教学 融入思政

教师通过讲解气血津液辨证的相关知识,将思政案例蕴含的思政元素融入理论教学之中,教导学生理解和认识运动对生命和个人成长的意义。

(四)归纳总结 回味思政

教师通过回顾气血津液辨证的内容,教育学生注重自身发展的重要性。学会用"运动"的思想解决具体问题,把自身发展与社会、国家命运相结合,做能担当时代大任的好青年。

三、教学效果

(1)通过对气血津液辨证的学习,学生已经能够采集患者的病情信息,并且运用气血津液辨证的基本方法对患者的病情做出判断,同时也认识到中医诊断主要解决的问题是症与证,整体观念和辨证观念贯穿于中医学的始终。

(2)授课对象为大学二年级学生,思维活跃,吸收能力强,有一定问题探查能力,课堂气氛较好,大多数学生在教师引导下能够积极参与课堂教学互动及网络平台、微信私聊等互动。但在临床中较为感性、欠缺直观经验。

(3)学生已具备中医基础理论的相关知识,对疾病病因病机有一定的认识,但专业知识掌握较浅。

第八章 病位辨证

病位辨证的内容主要包括脏腑辨证、六经辨证、卫气营血辨证、三焦辨证和经络辨证。其中,脏腑辨证和经络辨证属于空间性病位,六经辨证、卫气营血辨证和三焦辨证等既是空间性病位,又是时间性病位。尽管本章辨证方法较多,且各具特色,各有侧重,然而脏腑辨证则以其概念确切、内容具体、纲目清楚、系统完整等特点,更易于被临床掌握运用,因而被中医内、外、妇、儿等科普遍采用。本章重点讲述脏腑辨证,学习运用脏腑辨证,应注意以下思维方法。第一,脏腑生理功能及病理变化,是脏腑辨证的理论依据。脏腑生理功能不同,其病理变化亦不同,故而不同脏腑发生病变,所反映出来的症状、体征也就必然有别,这正是确定脏腑病位的主要依据。第二,病性辨证是脏腑辨证的基础。在判断脏腑病位的同时,还应进一步辨明其病性。其中脏腑实证,一般可根据风、火、寒、湿、痰、瘀等病因的性质和致病特点的不同来判断;脏腑虚证,则可根据阴、阳、气、血等不足的规律来判断。所以脏腑辨证与病性辨证之间,有着相互交错的"纵""横"关系。第三,进行脏腑辨证,应从整体观的角度来分析脏腑病变所属证候。由于中医学认为,人体是以五脏为中心的五个大系统,脏腑病变时,其临床表现可发生在各个系统的诸多方面。因此,辨析脏腑证候的同时,可据此辨明各种临床证候的内在联系及病理上存在着的相互影响,从而形成诸多脏腑兼病证候。脏腑辨证与课程思政的联系密切,在教学中融入思政内容,有利于潜移默化地加强思政教育,并提升学生临证时辨证论治的中医思维能力。

一、教学目标

1. 知识目标

(1)掌握心与小肠病辨证、肺与大肠病辨证、脾与胃病辨证、肝与胆病辨证、肾与膀胱病辨证、脏腑相兼病辨证,各脏所属证的概念、证候表现及辨证要点。

(2)熟悉心病、肺病、脾病、肝病、肾病的病变范围、常见症状、病机特点。

(3)熟悉小肠病、大肠病、胃病、胆病、膀胱病、脏腑相兼病的病变范围、常见症状。

2. 能力目标

(1)能够掌握心病、肺病、脾病、肝病、肾病的常见症状及病机特点。

（2）能够掌握心病、肺病、脾病、肝病、肾病常见证的概念、临床表现和辨证要点。

（3）能够运用心病、肺病、脾病、肝病、肾病辨证知识，对临床典型病例进行辨证。

（4）通过课堂上病例讨论、提问，调动学生在中医思维的框架内积极思考，深化中医整体观和辨证观思想，培养学生发现问题、分析问题的能力，初步学会运用脏腑辨证的辨证思路对病例进行分析，为走向临床奠定理论基础；利用各种形式的互动，培养学生利用多种信息资源的能力和自主学习的能力。

3. 思政目标

（1）数千年来，中医一直在和疾病做斗争，积累了丰富的临床经验，以此调动学生学习的主观能动性和积极性，加强知识的内在转化，激发学生对中医学习的兴趣和对中医文化的热爱。

（2）通过对脏腑相兼辨证的学习，让学生从整体的角度分析问题，把握整体观和全局思维。

（3）通过对脏腑辨证病因的学习，引导学生在日后的临床实践中要重视人文关怀，从心理和生理两个方面解决患者的痛苦。

二、相关知识模块的思政元素分析

（一）传统文化

以传统文化作为切入点，强调古人深受天人合一、物我相通传统文化的影响，通过观察自然界的变化，来感知宇宙蕴含的规律，以此调动学生学习主观能动性和积极性，激发学生对中医学习的兴趣，对中医文化的热爱。

（二）中医思维

导入临床验案，进行验案分析，强化学生的临床思维，提升整体审查水平，提高中医临床思维能力。

（三）未病先防

结合未病先防的思想，导入古典医籍的论述，让中医养生观念植根于学生心中，践行于日常生活之中。

案例一 心病辨证——心脉痹阻证与矛盾观

一、案例

（一）课程思政教学示例一：以矛盾的特殊性与普遍性引出临床表现

首先回顾之前所讲的心病辨证中的其他证型可得知，病位在心的疾病具有心悸、怔忡等共同性症状，而"心脉痹阻证"中的"心脉"可提示病位在心，唯物辩证法的矛盾观中指出矛盾具有普遍性，矛盾存在于一切事物发展过程的始终，故而可得出心脉痹阻证应具有此类证型的共同性症状。同时矛盾亦具有特殊性，同一事物或过程的矛盾在不同的发展阶段各有不同特点,可得出心脉痹阻证具有其特征性的病理表现,证名中的"痹阻"则是突出了其特殊性。《吕氏春秋·尽数》曰:"流水不腐,户枢不蠹,动也。"人与自然是一个整体,血脉中的气血就像自然界中的水流一样,只有不断地运动才能维持其正常的生理活动,如若瘀滞不行则会化生邪气,出现病理现象。"痹阻"同"闭阻",其强调心脉阻滞不通的状态。心脉痹阻则气血运行不畅,《证治要诀》有云:"痛则不通,通则不痛。"故而心脉痹阻证还应有心胸部憋闷疼痛的特殊性症状,以此增强学生对于心脉痹阻证特殊性症状的认识与理解,引导学生树立对比学习和记忆的意识。

(二)课程思政教学示例二:结合具体医案分析证候类型,建立整体观

在对心脉痹阻证的临床表现讲解后,再展示不同临床验案,进行医案分析,在医案分析中导入心脉痹阻证的四种不同证候类型。心脉痹阻证多是由于正气先虚,心阳不振,运血无力,邪气内生,痹阻心脉导致。常见的致病因素有气滞、寒凝、瘀血、痰浊等。故而,心脉痹阻证在本质上属于本虚标实。辩证唯物主义的矛盾观中指出,基本矛盾即根本矛盾规定事物发展全过程的本质,规定和影响这个过程其他矛盾的存在和发展;主要矛盾是指一定阶段内决定事物发展方向和趋势的矛盾;基本矛盾是主要矛盾的基础和源泉,主要矛盾是基本矛盾在某个阶段的特殊表现。故而,心脉痹阻证其基本矛盾属于正气虚弱,主要矛盾属于气滞或寒凝或瘀血或痰浊痹阻心脉。对于主要矛盾的鉴别应以患者全身的症状为依据,结合临床四诊所获得的资料,综合分析得出是何种类型的心脉痹阻证;同时,在施治过程中要主要矛盾和基本矛盾两手抓,在通经祛邪的同时也要扶助正气,以此引导学生在面对较为复杂的证候类型时建立全局观,综合分析,在抓主要矛盾的同时也要抓基本矛盾,从根本上解决问题,建立中医临床思维。

(三)课程思政教学示例三:"三因制宜"养生观

从心脉痹阻证的基本矛盾和主要矛盾出发,我们引入中医传统的因时、因地、因人的三因制宜养生观,分析对于心脉痹阻证的防治措施。五行理论中,心被归为火脏,其阳气最盛,与夏季相通应,而冬季则是阴寒之气最盛的时期,寒主收引,制约心阳。正如《黄帝内经·素问·四气调神大论》所言:"冬三月,此谓闭藏,水冰地坼,无扰乎阳,早卧晚起,必待日光,使志若伏若匿,若有私意,若已有得,去寒就温,无泄皮肤,使气亟夺,此冬气之应,养藏之道也。"冬季主闭藏,在冬季要特别注意养护心脉,护卫心阳,如:早睡减少熬夜损耗阳气;避免过度忧思耗伤心神;减少剧烈运动,避免大汗出耗散阳气;饮食上则可选择羊肉、桂圆等温补的食品。

此外,根据《黄帝内经·素问·阴阳应象大论》"东方生风""南方生火""中央生湿""北方生寒""西方生燥"的理论,我们知道五方的气候各不相同,不同地区的致病邪气也有差异,这影响了心脉痹阻证的防治策略,比如北方尤其需要注意保暖,防止寒气伤阳,避免寒凝引发心脉痹阻;而中部地区则在饮食上应注重祛湿,选择薏苡仁、茯苓、绿豆、陈皮等食物,以防范痰凝引发的心脉痹阻。

同时,年龄、性别、体质的不同也会影响疾病的易感性,孙思邈在《千金翼方·养性》中指出老年人"阳气日衰,损与日至",《格致余论》也提到"人生至六十、七十以后,精血俱耗",老年人先天之精耗损,脏腑功能减退,后天之精化生不足,身体处于阴阳俱虚、正

气亏损的状态。因此,相较于其他年龄阶段的人群,老年人更容易患上心脉痹阻证。老年人可以选择打太极拳、练八段锦等中医气功来帮助体内气血运行,同时也要注意日常防护,避免受寒和情绪过激。

以此让学生更全面了解中医"三因制宜"的养生观,引导学生将这一理念应用到实际生活中,提高对中医药文化的自信心和自豪感。

二、教学设计与实施过程

1. 启发式教学,引出新授内容　在讲授痹阻心脉证之前,通过问答方式引导学生归纳出先前所讲心病证型的共同症状,再通过矛盾的普遍性和特殊性,分析心脉痹阻证其证名的含义,引导学生自主归纳出心脉痹阻证的一般症状与特征性症状。深入浅出,化难为易,激发学生学习热情和积极性。

2. 案例式教学,列举临床医案　通过列举四个不同证候类型的心脉痹阻证医案,小组讨论归纳四个医案中的异同,得出心脉痹阻证本虚标实的特点。在临床诊治时,既要抓住正虚的基本矛盾,也要抓住标实的主要矛盾,辨证施治,引导学生树立整体观念,建立中医思维。

3. 探究式教学,三因制宜养生观　通过引用《黄帝内经》《千金翼方》《格致余论》等中医古籍,分析三因制宜养生观在防治心脉痹阻证的具体体现和应用,和学生共同探讨具体时节、地区、人群如何防治心脉痹阻证。引导学生将中医的养生观落到实处,提高学习中医的获得感和自信心。

三、教学效果

(一)教学目标达成度

1. 知识目标　通过对心脉痹阻证的学习,掌握了心脉痹阻证的概念,临床表现和病因病机,以及不同的证候类型。能够从矛盾观的角度建立心病辨证的学习框架和中医整体观的思维模式。

2. 能力目标　通过对四种证候类型心脉痹阻证病案的导入学习,引导学生在分析病案时要抓主要矛盾与基本矛盾,深化学生整体观念、辨证观念的中医思维,提高学生分析较为复杂的证候类型病案的能力,为日后的临床实践奠定理论基础。

3. 思政目标　通过对矛盾观、临床医案、三因制宜养生观的融入,让学生更好地理解所讲授的理论内容,培养中医思维模式,增强自身的养生观念,并能将理论知识运用到日常生活之中,增强学生学习专业知识的获得感,激发学生学习中医知识的热情,坚定心中的中医信念,坚定不移地走中医道路。

(二)教师反思

在教学过程中深化学生主体意识,充分激发学生的主观能动性,在病案分析过程中以小组为单位进行讨论,鼓励学生自主探究,教师负责点拨,引导学生建立中医思维模式。同时,在教学过程中融入三因制宜养生观,让学生能够将书本所学的理论知识运用到日常生活,提高学生学习的积极性,增强对于中医学的自信心。

（三）学生反馈

学生反映，通过对本节内容的学习，掌握了整体观的思维方式，在面对复杂的证候类型时，既要抓基本矛盾又要抓主要矛盾，提高了自身中医临床思维能力；同时掌握了一些养生方法，将养生观落到生活实处，增强了对于自身专业的获得感以及自信心。

案例二 脾病辨证——脾虚气陷证与防治思想

一、案例

（一）课程思政教学示例一：一气周流，土枢四象

《黄帝内经·素问·阴阳应象大论》"清阳为天，浊阴为地；地气上为云，天气下为雨；雨出地气，云出天气"是对于自然界天地气的运动描述，而"人与自然相通应"，引出人体内也是由气的运动来维持正常的生理功能。学生小组讨论脾气在人体内气的运动中的重要作用，随后老师介绍黄元御创立的阐述人体内气的运动模式"一气周流，土枢四象"的理论体系，其在《四圣心源》中提到"土者，水火金木之中气，左旋则化木火，右转则化金水，实四象之父母也""脾升则肝肾亦升，故水木不郁；胃降则心肺亦降，故火金不滞""戊己升降，全凭中气，中气一败，则己土不升而清阳下陷，戊土不降而浊气上逆"，即中气不足则全身气的升降运动丧失动力，脾失升清，水谷精微不可上荣于头面，可见眩晕、面白无华；上升之力不足，内脏失于托举，则可见便意频数、肛门重坠，甚至脱肛，或可见子宫、胃、肾等脏器下垂等脾虚气陷证的典型症状。同时，还可见纳少、气短懒言、神疲乏力等脾气虚的症状。这个案例使学生掌握了脾虚气陷证的临床表现，了解黄元御的"一气周流，土枢四象"的理论，建立人是一个整体的整体观。

（二）课程思政教学示例二：临床医案分析，深化中医辨证思维

在对脾虚气陷证的临床表现以及病机进行讲解后，导入临床医案，进行医案分析。脾虚气陷证多是由脾气虚进一步发展而来，故而脾虚气陷证的临床表现兼有纳少、腹胀、便溏、气短懒言、神疲乏力等脾气虚的症状，同时兼有较气虚而言更甚的脱肛、内脏下垂的气陷表现。故而，在进行病案分析时，要学会抓住主要矛盾，抓最典型的症状，在该病案中应引导学生抓住"脱肛、内脏下垂"这一最典型症状，判断该病案类型属于脾虚气陷证，而非单单的脾气虚证。此病案让学生掌握脾气虚证与脾虚气陷证的鉴别方法，即有无脏器下垂的表现，引导学生掌握抓住一系列症状中最主要、最典型、最能反映病机的症状的方法，提高临床思维能力。

（三）课程思政教学示例三：养生观结合防治思想

对于脾虚气陷证的防治主要从养脾健脾出发，根据中医的整体观念，可从多个方面进行。在饮食方面，不可过饱过饥，《素问·五常政大论》所言："谷肉果菜，食尽养之，无使过之，伤其正也"，《素问·痹论》有言："饮食自倍，肠胃乃伤。"饮食过多会加重脾的运化负担，损伤正气，饮食过少则会化生乏源，导致脾胃功能减退。同时，可多食粗粮、荤素

搭配,营养均衡,《素问·脏气法时论》有言:"五谷为养、五果为助、五畜为益、五菜为充,谷肉果菜,食养尽之。"由于脾在五色属黄,内经中有"五色入五脏"的说法,因此可食用一些黄色食物,如:玉米、山药、南瓜、黄豆等来健脾养脾。在情志方面,脾主思,思虑过度则会伤脾,《素问·上古天真论》云:"恬淡虚无,真气从之,精神内守,病安从来。"调畅情绪,保持良好的心情,稳定情绪,有利于保护脾胃不受七情内伤的影响,也有利于维持全身脏腑的正常功能。在时令方面,内经认为,"人与天地相应",人体的生理活动应该与自然界的变化相适应。脾属土,通于长夏之气,长夏指盛夏至秋凉这一段时间,多湿多热,《素问·经脉别论篇》云:"病在脾,愈在秋,秋不愈,甚于春,春不死,持于夏,起于长夏",脾喜燥恶湿,湿热客于脾土,影响脾胃功能。因此,在长夏这一时节要尤其注意顾护脾胃,减少食用肥甘厚腻之品,减轻脾胃负担,也可以食用红豆薏米汤、冬瓜汤、荷叶茶等利湿之品。通过学习脾虚气陷证,让养生观念根植于学生心中,将养生观念、防治思想落到生活实处,将理论转为实践。

二、教学设计与实施过程

1. 类比、诱导式教学,融入整体观念　通过《黄帝内经》中自然界气的运动规律、"人与自然相通应"引出人体内亦有气的运动,带领学生讨论脾气在人体之气运动中的重要作用,随后介绍黄元御的"一气周流,土枢四象"理论,从而使学生掌握脾虚气陷证的临床表现,引导学生形成人体是一个整体的观念。

2. 案例式教学,强化中医思维　通过列举脾虚气陷证的临床医案,引导学生树立抓主要矛盾的意识,在众多症状中抓住最能反映病机的关键症状,并能够与脾气虚证进行鉴别,准确判断证型,以此提高学生的临床思辨能力以及临床诊疗水平。

3. 探究式教学,引用经典古籍　从养脾健脾角度讲解脾虚气陷证的防治时,引用多处《黄帝内经》中的养生观念,从饮食、情志、时令角度多方面整体探讨养生方法,使学生能够在学习过程中有切实的收获,能够有机会将课堂中的理论知识应用到生活实际,增强学生的专业幸福感和获得感。

三、教学效果

(一)教学目标达成度

1. 知识目标　通过对脾虚气陷证的学习,学生掌握了脾虚气陷证的概念,临床表现和病因病机,能够和脾气虚证进行快速鉴别,能够从整体观角度理解脾虚气陷证的临床特征和养生防治方法。

2. 能力目标　通过导入病案对脾虚气陷证的学习,引导学生树立抓主要矛盾的意识,在一系列症状中抓最具有典型性的症状,在临床中能够快速准确地进行辨证施治。

3. 思政目标　通过对整体观、"一气周流,土枢四象"理论、临床验案、养生防病的融入,让学生能够更好地理解所学习的理论知识,培养了中医临床思维能力,并能够将养生知识应用到生活实处,使学生坚定了学习的信心和专业自信,增强自身的幸福感和获得感,激发学习兴趣和热情。

（二）教师反思

部分学生对于脏腑辨证方法的掌握仍有欠缺，未建立整体的中医思维模式。课堂上可加强病案分析训练，鼓励学生阅读名家医案，在医案分析过程中，落实理论知识，建立中医思维模式，掌握脏腑辨证方法。

（三）学生反馈

学生反映，通过对于脾虚气陷证的学习能够掌握脾虚气陷证的定义、临床表现、病因病机；通过"一气周流，土枢四象理论"更加形象地理解脾的重要性，深入理解脾虚气陷证的临床表现；通过临床医案分析，树立了抓主要矛盾的思想，强化快速准确辨证的意识，开拓了临床思维；通过养生观念的学习，能够将有些理念应用到实际生活之中，增强了学习中医的幸福感和获得感，极大地激发了学习兴趣。

案例三 肝病辨证——肝郁气滞证与大医精诚

一、案例

（一）课程思政教学示例一：以革命前辈事迹引出基本内容

引用毛泽东主席盛赞彭德怀将军的诗词"谁敢横刀立马，唯我彭大将军"，向学生讲述彭德怀将军高超的军事指挥才能和英勇杀敌的辉煌战绩。而《素问·灵兰秘典论》言"肝者，将军之官，谋虑出焉"，肝在五行属木，其性升散，主疏泄，调畅体内气机，影响一身功能，表明肝在人体中的作用如同彭德怀将军在作战中发挥着重要作用。接着从证名角度分析肝郁气滞证，郁者，一为忧郁之意，二为郁堵不通；滞者，滞涩不畅。因此，肝郁气滞证包含了情志不遂及气机阻滞两方面，二者互为因果。《素问·阴阳应象大论》言："人有五脏化五气，以生喜怒悲忧恐。"《素问·举痛论》："百病生于气也。"脏腑生理功能得以正常发挥，不离气机得调。情志畅达，五脏气机调和，则"气从以顺，各从其欲"；五志过极，则脏腑气机乖逆，百病丛生，牵涉他脏。故而，肝郁气滞证是由情志不遂和气机阻滞二者互为因果导致，其临床表现有情志和气滞两方面异常，"肝为五脏之贼"，故而肝郁气滞证常常可兼见其他脏腑的病变，如气滞于心，则心气受扼，血脉欠畅，心神失养，心律失常，可见心悸、胸闷；气滞于脾，肝木乘脾，运化失司，久则殃及胃土，则可见腹胀、纳呆；肝郁久延，肝失所养，则子盗母气，乙癸同亏，肝肾虚象则生。以革命前辈的事迹导入，激发学生的爱国情怀，调动学生学习积极性，加深学生对于肝的生理功能的进一步了解，并掌握肝郁气滞证的病因病机，且能从整体观角度分析该证型的转归。

（二）课程思政教学示例二：临床医案与人文关怀

目前快节奏的生活方式和高强度的工作生活压力导致抑郁症的发病概率大大提高，而肝气郁滞，情志不遂，常为抑郁症的发病机制和基本证型。列举李振华国医大师治疗肝郁气滞证型抑郁症的临床医案，启发同学们思考，在面对此种类型的病人如何进行施治。李振华老师表示"心病还需心药医"，此类患者大多数是由于精神情志不遂引起肝气郁结进而导致抑郁症,医生除了要正确辨证指导患者正确服药外,还应学会耐心倾听,对患者进行心理疏导,引导患者走出心理困境。所谓"大医精诚","大医"都是始于心诚,而成于精湛,医务工作者要克服"见病不见人"的单纯技术服务观念,在诊疗方式上需要了解病人的心理与情绪,重视与病人的沟通。特鲁多医生曾说过:"医学关注的是在病痛中挣扎、最需要精神关怀和诊疗的人,医疗技术自身的功能是有限的,需要用沟通中体现的人文关怀去弥补。"医术固然重要,但许多时候却很有限,医疗之外,帮助与安慰病人也应成为医学的组成部分。技术之外,医生应该用温暖的双手去安抚病人,用蕴满真爱的温情去关爱患者。安慰,是一剂精神的良药;安慰,是一种人性的传递;安慰,是医者的一份责任。作为医生,我们不可能治愈每一个病人,有时甚至无法向患者提供任何医疗的帮助。但是,作为医生,我们可以时时去帮助我们的病人,在治疗、帮助的过程中,可以更多地去安慰他们,使他们饱受病痛折磨的心灵得到慰藉。通过这个案例,学生能够在临床实践中树立人文关怀的思想,在钻研医术的同时也要重视医德的培养。

(三)课程思政教学示例三:未病先防结合养生观念

肝郁气滞证可防可治,结合未病先防思想和养生观念讲述常见肝郁气滞证的防治方法。《医方考·郁门》言:"肝木也,有垂枝布叶之象,喜条达而恶抑郁",因此日常生活中保持心情的舒畅对于预防肝郁气滞证具有重要作用,同时可以尝试在古典八段锦基础上整合针灸、推拿、导引、气功等疗法,侧重于调畅气机具有养肝作用的养肝八段锦"盘坐搓手理头脑;上下点穴全息到;调理脾胃单举手;揉肝摩脾叩肾腰;四面摇摆活气血;两手扳足涌泉敲;扩胸运动增气力;清心息虑百病消"。肝在五音中对应角音,角调式音乐风格悠扬,流畅舒展,轻盈深远,曲调亲切爽朗,舒畅调达,好似枯木逢春,春意盎然,具有"木"之展放的特性,因此可选择听《江南好》《春风得意》《胡笳十八拍》等音乐,一方面可陶冶情操,另一方面可以疏肝理气,调畅精神情志;在饮食上,日常可选择合欢花粥、陈皮荷叶茶、麦芽青皮饮等具有疏肝理气作用的膳食或者茶水,以此来提高学生未病先防的养生观念,将养生理论应用到生活实际。

二、教学设计与实施过程

1. 情感式教学,融入理论知识　以彭德怀将军的事例导入,激发学生的爱国情怀和学习积极性,以将军在军队中的重要作用类比人体的将军之官——肝,接着从证名角度解释肝郁气滞证,讲解肝郁气滞证的病因病机、临床表现以及对其他脏腑的影响,深入浅出,加强学生对理论知识的理解并达到思政教育的目的。

2. 案例式教学,强化人文关怀　导入国医大师李振华治疗肝郁气滞型抑郁症的临床医案,学习名家经验。一方面使学生对肝郁气滞证的病因病机及临床表现有更直观的理解,另一方面引导学生加强人文关怀的意识,以前辈为榜样,在钻研医术的同时也要重视医德的培养。

3. 探究式教学,树立养生观念　从中医养生防治角度讲解肝郁气滞证可防可治,从情志、运动、饮食等多个角度和学生共同探讨预防肝郁气滞证的方式方法,使学生能够在日常生活中将理论所学运用到实践,强化未病先防的中医养生理念。

三、教学效果

(一)教学目标达成度

1. **知识目标** 通过对肝郁气滞证的学习,掌握了肝郁气滞证的概念,临床表现和病因病机,并能够从整体观角度理解肝郁气滞证进一步发展对于其他脏腑的影响。

2. **能力目标** 通过导入国医大师李振华治疗肝郁气滞证型抑郁症的临床医案,引导学生学习名医大家的诊治思路,同时引导学生增强在临床诊治过程中的人文关怀意识,为日后的临床实践打下基础。

3. **思政目标** 通过引用彭德怀将军的事例激发学生的爱国热情和对革命先烈的敬仰之情;引用国医大师李振华的临床医案引导学生以优秀前辈为榜样,医术医德双修;融入未病先防的中医养生观,使学生能够将课堂中的理论应用到生活实践中去,增强学生对学习中医的自信心和获得感,坚定不移地走中医之路。

(二)教师反思

在教学过程中强调学生的主体地位,授课内容满足学生的需求,在理论教学中,通过革命故事、临床医案、养生理念增强课程的趣味性和实用性,调动学生学习的热情。同时,应增强对学生职业道德及思想道德方面的教育,医德与医术双修,培养政治素养与专业技能兼备的医疗人才。

(三)学生反馈

学生反映,通过对于肝郁气滞证的学习,掌握了基本概念、病因病机、临床表现等基础理论知识;通过学习国医大师李振华的医案,增强了临床实践中进行人文关怀的意识以及在日常学习奉行中医医德与医术双修的理念;在防治肝郁气滞证的学习中学到了一些养肝小妙招,能够很好地应用到自己及周边人的生活中,既增强了对于中医养生未病先防理念的理解与应用,也增强了专业的自信心和自豪感。

案例四 肺病辨证——燥邪犯肺证与未病先防

一、案例

(一)课程思政教学示例一:古代诗词引导知识讲解

以传统文化作为切入点,引出秋季燥邪当令,燥邪易伤肺,出现燥邪伤肺证,讲解燥邪犯肺证的概念、临床表现。强调古人深受天人合一,物我相通传统文化的影响,通过观察自然界的变化,来感知宇宙蕴含的规律。古人说:"天地是一个大宇宙,人体是一个小宇宙。"天地万物的运行规律,也是人体的运行规律。自然界的运动变化与人体是息息相通的,人的生理活动、病理变化也受时令、气候节律、地域环境等因素的影响。例如唐庚《文录》记载:"山僧不解数甲子,一叶落知天下秋。"是说山僧虽然不知道如何计算甲子日历,但他通过观察自然界树木变化,看到梧桐树落下一片叶子就知道天下的秋天已经开始了。中医讲究天人相应，秋季燥邪当令，要特别注意预防秋燥，防止燥邪犯肺证。燥邪犯肺证是燥邪侵犯，肺失清润，出现干咳无痰，或痰少黏稠、口鼻干燥症状为主的证型。一般有季节性，多出现在秋季。常见临床表现有"干咳无痰，或痰少而黏，难以咯出，甚则胸痛，痰中带血；或咯血，口、唇、舌、鼻、咽干燥；或见鼻衄，发热无风寒，少汗或无汗，苔薄干，脉浮数或浮紧"。以此调动学生学习主观能动性和积极性，激发学生对中医学习的兴趣和对中医文化的热爱。

（二）课程思政教学示例二：临床验案深化中医辩证思维

讲解燥邪犯肺证的概念和临床表现之后，导入临床验案，进行验案分析，融入燥邪犯肺证的病因病机的讲授。燥邪犯肺的原因，秋季燥邪当令，燥邪犯肺证多在秋季出现，但是受地域环境的影响，身处干燥环境，也可外感燥邪，侵犯肺卫，不可不知。进一步分析临床验案，分析燥邪犯肺证出现病理表现的机理，因为燥邪袭肺，肺气失宣，故咳嗽；肺气失宣，津液不布，故少痰或无痰；燥性干涩伤津，故口鼻唇咽干燥，少汗或无汗。邪犯卫表，故发热恶风寒。因为燥证有凉燥和温燥之分，所以初秋夹夏热之余气，多为温燥，故发热微恶风寒，脉浮数；深秋，有近冬之凉气，多为凉燥，故见恶风寒微发热，脉浮紧。另外，将肺阴虚证与燥邪犯肺证异同点进行分析鉴别，提高学生的辨证论治水平。通过临床验案结合燥邪犯肺证的病因病机深入分析，并与肺阴虚证进行鉴别，强化学生的临床思维，提升整体审查水平，提高中医临床思维能力。

（三）课程思政教学示例三：未病先防结合养生观念

燥邪犯肺证可防可治，结合未病先防的思想，导入古典医籍的论述，如《黄帝内经·素问·四气调神大论》曰："夫病已成而后药之，乱已成而后治之，譬犹渴而穿井，斗而铸锥，不亦晚乎？"因此疾病发生之前，我们要未雨绸缪，未病先防。结合传统文化和养生观念讲授如何预防秋燥。

古人在秋季有很多传统习俗，结合医理进行讲解。立秋时在自然界中，阴阳之气开始转变，阳气渐收、阴气渐长，万物随阳气下沉而逐渐萧落。秋分时有"立蛋"习俗，俗语说"秋分到，蛋儿俏"，立蛋这一游戏，不仅是在秋分时有，在春分时也流行，每到秋分这天，民间各地流行"竖蛋游戏"。据说这古老的传统习俗已经有了数千年的历史。如今这个中国古老的习俗早已经传到了国外，成为世界性的游戏。春分、秋分这天，南北半球昼夜等长，地球地轴与公转轨道平面处在一种力的相对比较平衡的状态，这时鸡蛋最容易立起来。还有"辞青"的习俗，秋高气爽，不冷不热，正好适合出游，从古人开始就有秋游的传统了。另外还有，"登高""赏菊""晒秋""躺秋""摸秋"等习俗。

秋季的养生观念，如《黄帝内经·素问·四气调神大论篇》曰："春夏养阳、秋冬养阴"，饮食上要少辛增酸，秋燥有凉燥和温燥之分，秋分的燥不同于白露的燥，秋分的燥是凉燥，白露的燥为温燥。秋季的应季食物，如芝麻、核桃、糯米、白萝卜、胡萝卜等。吃一些秋季的时令果蔬，如莲藕、荸荠、甘蔗、秋梨、山楂、苹果、葡萄、百合、银耳、柿子等，可以生津润燥，润肺止咳，可以防止口咽干燥，起到防治秋燥的作用。秋分药膳，像百合莲子羹、银耳百合羹都是不错的选择。通过学习燥邪犯肺证，让中医养生观念根植于学生心中，并践行于日常生活之中。

二、教学设计与实施过程

1. 切入古代诗词，问答式教学　讲述燥邪犯肺之前，以传统文化为切入点，引出传统文化中对于秋的描述，采用问答式教学方法，老师提问学生回答关于秋的诗词习俗知识，并融入传统文化，对传统文化进行讲解。接着引出燥邪犯肺证的概念和临床表现，用问答式教学法一问一答，深入浅出地进行授课。

2. 列举临床验案，案例式教学　以临床验案为线索，进行验案分析，融入燥邪犯肺证的病因病机的讲授，使学生通过验案进一步学习燥邪犯肺证，对燥邪犯肺证有深刻理解，并能在临床灵活辨证。在讲授燥邪犯肺证案例时，将燥邪犯肺与肺阴虚证进行鉴别，使学生能够掌握到相似证如何鉴别，临床上如何准确判断证型，增强了学生的思辨能力和临床诊疗水平。

3. 引用经典古籍，探究式教学　从预防和养生的角度讲解燥邪犯肺可防可治，引用《黄帝内经》中"治未病"的思想，讲授秋燥可防，运用养生思想讲述秋燥如何预防、其中蕴含的中医医理，以及具体的药食同源食疗方，使学生能够在生活中运用中医、实践中医，增强学习中医的热情和坚定学习的决心，提高专业自信和道路自信。

三、教学效果

（一）教学目标达成度

1. 知识目标　通过对燥邪犯肺证的学习，掌握了燥邪犯肺证的概念、临床表现和病因病机，能够和肺阴虚证进行鉴别，能够从传统文化的角度理解中医思维。

2. 能力目标　通过导入病案对燥邪犯肺证的学习，调动了学生在中医思维的框架内积极思考，深化了中医整体观和辨证观思想，培养了学生发现问题、分析问题的能力，初步学会了运用脏腑辨证的辨证思路对病例进行分析，为走向临床奠定了理论基础。

3. 思政目标　通过对传统文化、临床验案、养生防病的融入，学生能够更好地理解中医，培养了中医临床思维能力，增强了"治未病"思想，运用了中医养生知识，使学生坚定了学习的信心和专业自信，激发了学习中的兴趣和热情。

（二）教师反思

对学生强调中医诊断学的重要性，中医诊断学是理论联系实践的桥梁课，只有学好中医诊断学，才能为学好临床各科做好铺垫。通过病案训练以鼓励学生从解决自己或家人的病痛为突破点，激发学生学习的动力和兴趣。结合中医药治疗的有效病例，适时对学生进行专业思想的教育，树立学习的目标和方向，在以后的社会竞争中保持优势。通过养生防病的思想和具体方法，让学生在日常生活中能够懂中医、用中医、爱中医，增加专业自信和道路自信。

（三）学生反馈

经过本案例的学习后，学生能够掌握联系、动态的临床逻辑思维方法，进一步强化中医整体观和辩证观思想，提高了学习的积极性，增强了中医临床思维能力，坚定了专业信心。

案例五 肾病辨证——肾虚水泛证与辩证法范畴

一、案例

（一）课程思政教学示例一：辩证法范畴

以肾虚水泛证的概念开始讲授，肾虚水泛证是指肾的阳气亏虚，气化无权，水液泛溢，以水肿且腰以下为甚、尿少及肾阳虚症状为主要表现的证。肾虚水泛证是虚实夹杂证，虚为肾虚，实为水肿。通过对肾虚水泛证概念的讲解，融入唯物辩证法的内容，加深对肾虚水泛证的理解。水肿是疾病的现象，肾虚为疾病的本质。临床上，要能够透过疾病的外在表现，分析疾病的内在原因，善于由因导果，执果索因，透过现象看本质。接下来，进一步讲授肾虚水泛证的原因，多因素体虚弱，久病及肾，或房劳伤肾，肾阳亏耗所致，使学生能够审证求因，抓住疾病的本质。肾虚水泛证可由肾阳虚证进一步发展而来，要用发展的观点看问题，一切事物都是发展变化的。疾病也是在动态变化的，要掌握疾病的发展过程，也要抓住疾病当前的主要矛盾。

（二）课程思政教学示例二：临床验案与中医辩证思维

肾虚水泛证的概念和病因讲解之后，对肾虚水泛证的临床表现进行授课。《素问·逆调论》曰："肾者水脏，主津液。"肾虚水泛证的临床表现有全身水肿，腰以下为甚，按之没指，小便短少，腰膝酸软冷痛，畏寒肢冷，腹部胀满，或心悸气短，咳喘痰鸣，舌淡胖苔白滑，脉沉迟无力。导入临床验案，进行验案分析，融入肾虚水泛证的证候进行分析。肾主水，肾阳不足，气化失司，水液内停泛溢肌肤，则全身水肿，小便短少，此为阴水；水性下趋，故腰以下肿甚，按之没指；肾阳虚，失其温煦，故腰膝酸软冷痛，畏寒肢冷；水反侮土，脾失健运，气机阻滞，则腹部胀满；水气凌心则心悸气短，射肺则见咳喘痰鸣；舌淡胖苔白滑，脉沉迟无力，均为肾阳亏虚、水湿内停之征。另外，将肾虚水泛证与肾阳虚证进行鉴别，肾阳虚证偏于温煦、固摄、生殖、气化功能衰退；肾虚水泛证偏于以浮肿、尿少为主症。肾虚水泛证与风水搏肺证进行鉴别，肾虚水泛证为阴水，风水搏肺证为阳水。通过临床验案结合肾虚水泛证的表现和病机深入分析，并与风水搏肺证进行鉴别，强化学生的临床思维，提高中医临床思维能力。

（三）课程思政教学示例三：全局观与主次矛盾

将水肿作为切入点，引起水肿的脏腑除了肾脏，还有脾脏和肺脏。如《素问·水热穴论篇》指出："故其本在肾，其末在肺。"《素问·至真要大论篇》又指出："诸湿肿满，皆属于脾。"让学生能够从整体的角度分析临床表现，抓住疾病的本质，进行辨证施治。《金匮要略·水气病脉证并治》中提出："诸有水者，腰以下肿，当利小便；腰以上肿，当发汗乃愈。"要具体问题具体分析，有是证用是药，培养学生的全局观念。

肾虚水泛证的水肿，进一步发展则出现水反侮土，脾失健运，气机阻滞，则腹部胀满；水气上逆，凌心则心悸气短，射肺则见咳喘痰鸣；均为肾阳亏虚、水湿内停之征。这些体现了主次矛盾。主要矛盾是指在复杂事物的许多矛盾中,处于支配地位、对事物的发展起着决定性作用的矛盾,主要矛盾一般只有一个,次要矛盾则可以有多个。临床上,患者可以出现多种表现,我们应抓住主要矛盾,审证求因,抓住疾病的本质进行辨证施治,治疗方能获效。

二、教学设计与实施过程

1. 融入唯物辩证法,问答式教学　以肾虚水泛证的概念开始,通过问答式教学对肾虚水泛证概念的讲解,融入唯物辩证法和方法论的内容,加深对肾虚水泛证的理解。用发展的眼光来看待疾病,肾阳虚进一步发展可以发展为肾虚水泛证。水肿是疾病的现象,肾虚为疾病的本质,使学生能够运用唯物辩证法分析疾病现象,认识疾病的本质。

2. 列举临床验案,案例式教学　以临床验案为线索,进行验案分析,融入肾虚水泛证的临床表现和证候分析进行讲授,使学生通过验案进一步学习肾虚水泛证,对肾虚水泛证有深刻的理解,并能在临床灵活辨证。在讲授肾虚水泛证案例时,将肾虚水泛与风水博肺进行鉴别,使学生能够掌握相似证如何鉴别,临床上如何准确判断证型,增强了学生的中医思维和临床诊疗水平。

3. 树立全局观念,探究式教学　以水肿作为切入点,引起水肿的脏腑除了肾,还有脾和肺。以中医经典古籍古文语句导入,学生能够从整体的角度分析临床表现,抓住疾病的本质,进行辨证施治,培养学生的全局观念。肾虚水泛证的水肿,进一步发展可引起脾、心、肺的病变,使学生明白疾病中的主次矛盾,要抓住主要矛盾,主要矛盾解决得好,次要矛盾也会迎刃而解。

三、教学效果

(一)教学目标达成度

1. 知识目标　通过对肾虚水泛证的学习,掌握了肾虚水泛证的概念、临床表现和病因病机,能够和风水博肺证、肾阳虚证进行鉴别,能够运用唯物辩证法理解中医中的疾病现象和本质。

2. 能力目标　通过导入病案来学习肾虚水泛证,调动了学生在中医思维的框架内积极思考,深化了中医整体观和辨证观思想,培养了学生发现问题、分析问题的能力,初步学会了运用脏腑辨证的辨证思路对病例进行分析,为走向临床奠定了理论基础。

3. 思政目标　通过对唯物辩证法、临床验案、全局观念的融入,学生能够更好地理解中医,培养了中医临床思维能力,同时也认识到中医诊断主要解决的问题是症与证,全局观念和主次矛盾贯穿于中医学的始终,使学生能够真正理解中医思维,用中医思维的角度分析中医疾病。

(二)教师反思

部分学生对脏腑辨证的基本方法尚不太熟练,临床实践次数不多。通过病案训练并鼓励学生以解决自己或家人的病痛为突破点,激发学生学习的动力和兴趣。结合中医药治疗的有效病例,适时对学生进行专业思想的教育,树立学习的目标和方向,使其在以后的社会竞争中保持优势。

（三）学生反馈

脏腑辨证知识，突出体现了中医临床思维。通过问答式、案例式教学方法，融入课程思政，学生能掌握联系、动态的临床逻辑思维方法，进一步强化中医整体观和辩证观思想，对于提高其临床辩证思维能力有很大帮助。

案例六 脏腑相兼辨证——心肾不交证与养生观

一、案例

（一）课程思政教学示例一：整体思维

从整体观念讲解五脏相关论，中医认为人体是一个整体，五脏之间有生克乘侮的关系，一脏有病可以引起其他脏腑的病变，须注意脏腑间的联系和影响。然后对心肾相交这一生理现象开始讲授，结合易经及医理，根据以常衡变的中医诊断学原理，首先要了解心肾相交。从中医角度看，心肾相交是人体重要的生理现象，而心肾不交又是临床中常见的病理现象。根据中医学五脏六腑与八卦的对应关系可知，肾为水脏，内蕴坎阳，属北方，为坎卦；心为火脏，内蕴离阴，属南方，为离卦。二者皆属少阴，主时为子至寅时（即23时至次日5时）。所以心肾相交又名水火既济，坎离既济。关于心肾相交这个问题，清代火神派鼻祖郑钦安说："子时一阳发动，起肾水上交于心，降心火下交于肾。"子时，即心肾少阴主时之开始。"一阳"乃坎卦中的一个阳爻，即肾阳（元阳），也就是说，子时肾阳开始蒸腾，肾水（肾阴精）上济于心，使心火不致上炎，而使其下降交于肾，从而达到阴平阳秘。因此，心肾相交离不开肾阳的蒸腾和肾水的充足以及心火不上炎而下温肾水。如果肾虚于下、心火亢于上，则出现心肾不交证。

接下来讲解心肾不交证的病理表现，通过问答式教学首先从概念入手。心肾不交证是指心肾水火既济失调，以心烦、失眠、耳鸣、腰膝酸软等为主要表现的证。探究式教学进一步分析心肾不交证的病因，多因久病虚劳，房事不节，肾阴耗伤，不能上奉于心，心火偏亢；或劳神太过，或情志忧郁，化火伤阴，心火内炽，不能下交于肾；或心火独亢，不能下温肾水、肾水独寒，皆可导致水火既济失调。通过心肾不交证的讲授，学生能够运用易理、医理来理解中医思维，在临床中从多角度分析疾病的表现，培养学生的中医思维和整体观念。

（二）课程思政教学示例二：临床验案与对立统一的矛盾观

讲解心肾不交证的概念和病因之后，对心肾不交证的临床表现进行授课，心肾不交证的临床表现有心烦、心悸、失眠、多梦、头晕、耳鸣、腰膝酸软、梦遗、口燥咽干、五心烦热、潮热盗汗、便结尿黄、舌红苔少、脉细数；或阳痿、腰膝冷痛、脉沉细无力等。导入临床验案，进行验案分析，融入心肾不交证的证候进行分析。心阴亏损，不能上养心阴，心火偏亢，水不济火，扰动心神，心神不安，则见心烦、心悸、失眠、多梦；肾阴亏虚，脑髓、耳窍失养,则头晕、耳鸣;腰膝失养,则腰膝酸软;虚火内炽,扰动精室,精关不固,则梦遗;阴虚阳亢,虚热内生,津液亏耗,失其濡养,则口燥咽干、五心烦热、潮热盗汗;便结尿黄、舌红、少苔、脉细数,则为阴虚火旺之征,心火不能下温肾水,肾水独寒,则见阳痿,腰膝冷痛,脉沉细无力。通过临床验案结合心肾不交证的表现和病机深入分析,心和肾在五行中是属于火和水,是对立的,但是它们之间也是统一的,引出对立统一规律和矛盾的统一性,使学生掌握心肾不交证是心肾二脏某一脏功能失调而引起另一脏的功能失调,使学生进一步理解五脏相关和生克制化,并能够分析其在临床中的表现,强化学生的中医临床思维,提高思辨能力。

(三)课程思政教学示例三:未病先防结合养生观念

心肾不交证可防可治,结合未病先防的思想及养生观念讲解心肾不交证的常见防治方法。心肾相交法:鸣天鼓,弹后脑勺就叫作鸣天鼓。鸣天鼓,先用我们的手掌心,即用劳宫穴贴住耳孔,把整个手搭在后脑勺上,将食指放在中指上,然后往下一弹,产生一个弹击的力量,就这样使劲压住听闻穴,然后弹拨后脑壳,弹几次再压紧,然后突然放松,耳朵就会有一种特别清爽的感觉。这样做对耳朵的保健作用很大。手心搓脚心(补肾水),两手交叉,用掌心搓脚心,或者用手心拍打脚心,这样做有助于让肾发挥收藏的功能,把气往下引,把上面的虚火拽下来,这样气就不会壅在上面,病自然就好了。通过学习心肾不交证,让中医养生防病治病观念根植于学生心中,并在生活中进行实践。

二、教学设计与实施过程

1. 融入整体观念,问答式教学 以心肾不交证的概念开始,通过问答式教学对心肾不交证的概念进行讲解,融入整体观念,从整体观念讲解五脏相关论,中医认为人体是一个整体,五脏相关,五脏之间有生克乘侮的关系,一脏有病可以引起其他脏腑的病变,须注意脏腑间的联系和影响,加深对心肾不交证的理解,使学生能够运用中医思维认识心肾不交证。

2. 列举临床验案,案例式教学 以临床验案为线索,进行验案分析,融入心肾不交证的临床表现和证候分析进行讲授,使学生通过验案进一步学习心肾不交证、对心肾不交证有深刻理解,并能在临床灵活辨证。在讲授心肾不交证案例时,将肾水亏虚,心火偏亢与心火独亢、肾水独寒进行鉴别,使学生能够辨证地掌握心肾不交证,临床上如何准确判断证型,增强了学生的中医思维和临床诊疗水平。

3. 根植养生观念,探究式教学 从预防和养生的角度讲解心肾不交可防可治,运用养生思想讲述心肾不交如何预防、其中蕴含的中医医理,以及具体养生方法,使学生能够在生活中运用中医、实践中医,增强学习中医的热情和坚定成为中医的决心,增强专业自信和道路自信。

三、教学效果

(一)教学目标达成度

1. 知识目标 通过对心肾不交证的学习,学生掌握了心肾不交证的概念、临床表现和病因病机,能够对肾水亏虚、心火偏亢与心火独亢、肾水独寒进行鉴别,能够运用整体观念理解中医中的疾病现象和本质。

2.能力目标　通过导入病案学习心肾不交证,调动了学生在中医思维的框架内积极思考,深化了中医整体观和辨证观思想,培养了学生发现问题、分析问题的能力,初步学会了运用脏腑辨证的辨证思路对病例进行分析,为走向临床奠定了理论基础。

3.思政目标　通过对整体观念、临床验案、与养生观念的融入,学生能够更好地理解中医,培养了中医临床思维能力,同时也认识到中医的五脏相关及其生克乘侮的关系,学生能够真正理解中医思维,用中医思维分析中医疾病。

(二)教师反思

强调中医诊断学的重要性。中医诊断学是理论联系实践的桥梁,只有学好中医诊断学,才能为学好临床各科做好铺垫;结合中医药治疗的有效病例,适时对学生进行专业思想的教育,使其树立学习的目标和方向,在日后的社会竞争中保持优势。

(三)学生反馈

脏腑辨证知识,突出体现了中医临床思维,通过问答式、案例式教学方法,融入课程思政,让学生掌握联系、动态的临床逻辑思维方法,开拓学生发散性思维,进一步强化中医整体观和养生观念,对于临床辨证思维能力有很大提高。

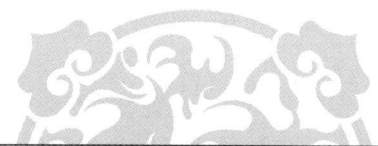

参考文献

[1]鲁冠恒."郑声"涵义阐释及其引发的审美观:当代学者关于"郑声"的研究综述[J].艺术教育,2019(6):60-61.

[2]杨影子."郑声"概念的转变[J].黄河之声,2017(9):109.

[3]罗旻,陶晓华,杨学琴.对《伤寒论》"郑声"之探讨[J].吉林中医药,2015,35(8):765-768.

[4]许超强,胡柳,邵岩飞,等.李灿东治疗咳嗽医案4则[J].新中医,2019,51(1):262-264.

[5]黄茂,魏鹏草,武维屏.武维屏教授从肝论治咳嗽变异性哮喘六法[J].天津中医药,2020,37(9):1005-1008.

[6]苟天林.学中医悟大道[M].北京:中国中医药出版社,2019.

[7]宋梧桐,曹洪欣.中医思维对生命健康及疾病防治的作用[J].中医杂志,2022,63(6):1001-1004.

[8]吴寒斌,高虹.现代化国际化背景下中医思维特色刍议[J].中华中医药杂志,2018,33(1):30-32.

[9]夏洁楠,曹洪欣.大医精诚的当代意义[J].医学与哲学,2021,42(10):38-40.

[10]陈珺,朱章志,周登威.象思维视域下的中医脉学解析与思考[J].中华中医药杂志(原中国医药学报),2019,34(10):4504-4506.

[11]孙洽熙.麻瑞亭治验续集[M].北京:高等教育出版社,2017.

[12]张宜帆,蒋鹏飞,刘培,等.浅析哲学视域下的中医脉诊原理[J].中华中医药杂志(原中国医药学报),2022,37(9):5080-5083.

[13]李明珠,蔡媛媛,王艳萍."以常衡变"诊断原理及其在中医学的应用[J].中华中医药杂志(原中国医药学报),2022,37(9):5152-5154.

[14]熊志刚,郭虹君,李雅歌.国医大师李士懋脉学思想之"重脉象而非至数"[J].中华中医药杂志(原中国医药学报),2021,36(12):7108-7110.

[15]车志英,王润兮,郭子伊,等.思政教育与中医诊断学闻诊教学整合的探索[J].中国中医药现代远程教育,2022,20(3):4-6.